YOGA

OHNE VIEL BLABLA

PROGRAMM

WAS IST YOGA? 3

DIE WICHTIGSTEN POSITIONEN 11

DIE BEDEUTUNG DES ATMENS 40

ABFOLGEN 47

COPRESS SPORT

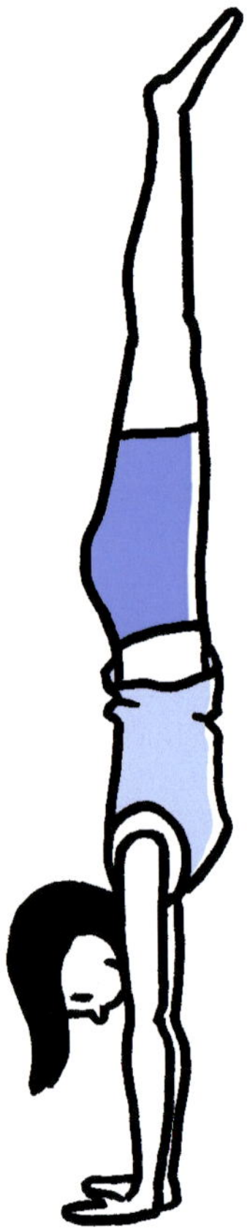

YOGA ist eine jahrtausendealte Wissenschaft und Bewegungslehre aus Indien. Die Zahl seiner Anhänger wächst stetig, denn Yoga kann auch den modernen (Büro-)Menschen darin unterstützen, für sein Wohlbefinden zu sorgen.

Yoga ist **GESUND, HILFREICH UND SCHONT DEN GELDBEUTEL. WER REGELMÄSSIG ÜBT, IST AUSGEGLICHENER, ENTSPANNTER UND FÜR DIE HERAUSFORDERUNGEN DES ALLTAGS BESSER GEWAPPNET.**

Begleite mich durch dieses Buch, erfahre mehr über Yoga, seine Geschichte und seine Philosophie, und erlerne Positionen und Abfolgen von Positionen, die dir guttun!

WAS IST YOGA?

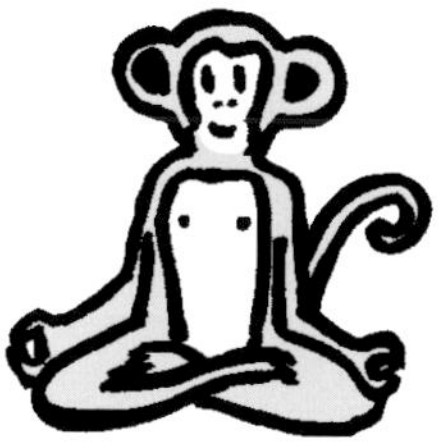

YOGA IST EINE GANZHEITLICHE LEBENSPHILOSOPHIE, die sich ständig weiterentwickelt und an unsere moderne Welt angepasst hat.

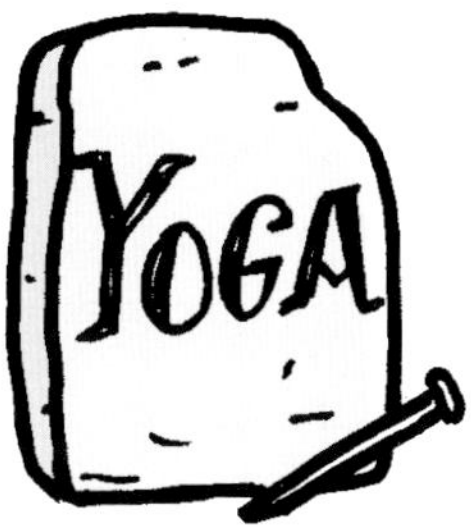

DIE ÄLTESTEN SCHRIFTEN, die von Yoga berichten, die Veden, wurden etwa 1500 v. Chr. verfasst.

YOGA VERFEINERT UND ERWEITERT DIE WAHRNEHMUNG unseres Daseins.

WAHRNEHMUNG

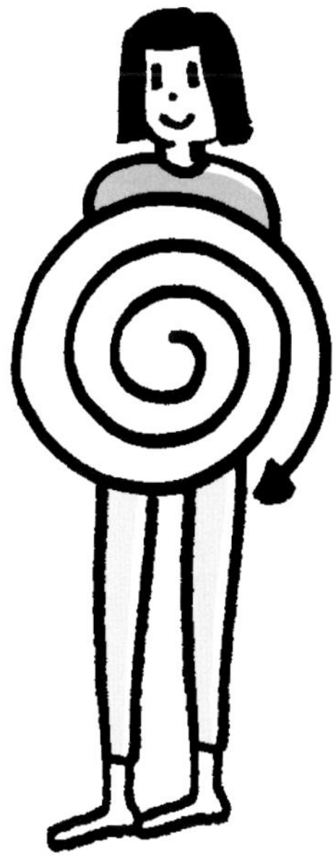

YOGA LÄDT ZU EINER TIEFGREIFENDEN INNEREN WANDLUNG EIN!

GUT ZU WISSEN!

YOGA IN DER NUSSSCHALE

Yoga ist eine ganzheitliche Lebensphilosophie, die seit Jahrtausenden existiert und alle Aspekte des Menschseins aufgreift.

EINE MODERNE PHILOSOPHIE

Yoga nimmt den Menschen als Ganzes wahr (Körper – Geist – Seele). In seiner Geschichte hat Yoga viele Wandlungen durchlaufen und sich fortwährend an die Zeit angepasst. Die alten Yogis hatten ein tiefes Verständnis für die Bedürfnisse des Menschen und seinen Wunsch, mit sich selbst und der Natur in Harmonie zu leben. Sie arbeiteten Regeln aus, die auf einer genauen Beobachtung des Menschen und seiner Umwelt beruhten. Die ältesten Zeugnisse sind Steinstempel aus dem Industal. Sie werden auf 3000 v. Chr. datiert und zeigen Yoga-Positionen.

YOGA ist Sanskrit und bedeutet „Joch" im Sinne von „Vereinigung".

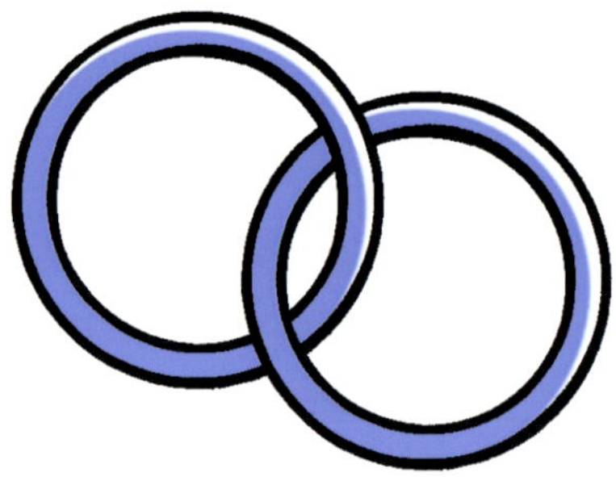

DIE QUELLEN

Die ersten Yoga-Schriften, die Veden, wurden bereits 1500 v. Chr. verfasst. Sie bilden das Fundament der Yoga-Lehre und der Vedanta-Philosophie. Diese gründet auf der Existenz eines einzigartigen und absoluten Bewusstseins, genannt Brahman, als Urgrund der Schöpfung.

Um das 6. Jahrhundert v. Chr. entstanden zwei große indische Nationalepen: das „Ramayana" und das „Mahabharata". Letzteres enthält die „Bhagavad-Gita", ein Zwiegespräch in Versform, in dem König Krishna als Inkarnation des Gottes Brahma den jungen Krieger Arjuna lehrt, wie man Freiheit erlangt, indem man seine Pflichten im Leben erfüllt und dabei den Weg des Yoga geht.

Der indische Gelehrte Patanjali (3. Jh. v. Chr.) ist der Verfasser der „Yogasutras", einer Art Leitfaden. Darin ist vom Raja Yoga die Rede, dem „Königlichen Weg". Mit ihm beschäftigen wir uns in diesem Buch.

DIE VIER HAUPTWEGE DES YOGA

RAJA YOGA

widmet sich der Kontrolle von Körper und Geist. Dabei geht es vorrangig darum, unsere Gedankenflut unter Kontrolle zu bringen, um innere Ruhe zu finden. Aus diesem Weg leiten sich die meisten aktuellen Yogaformen ab.

KARMA YOGA

ist das Yoga der Handlung. Es lehrt uns, selbstlos zu handeln, uns von den Früchten unseres Wirkens zu lösen und sie Brahma als Opfer darzubringen, um zu einem höheren Bewusstsein zu gelangen.

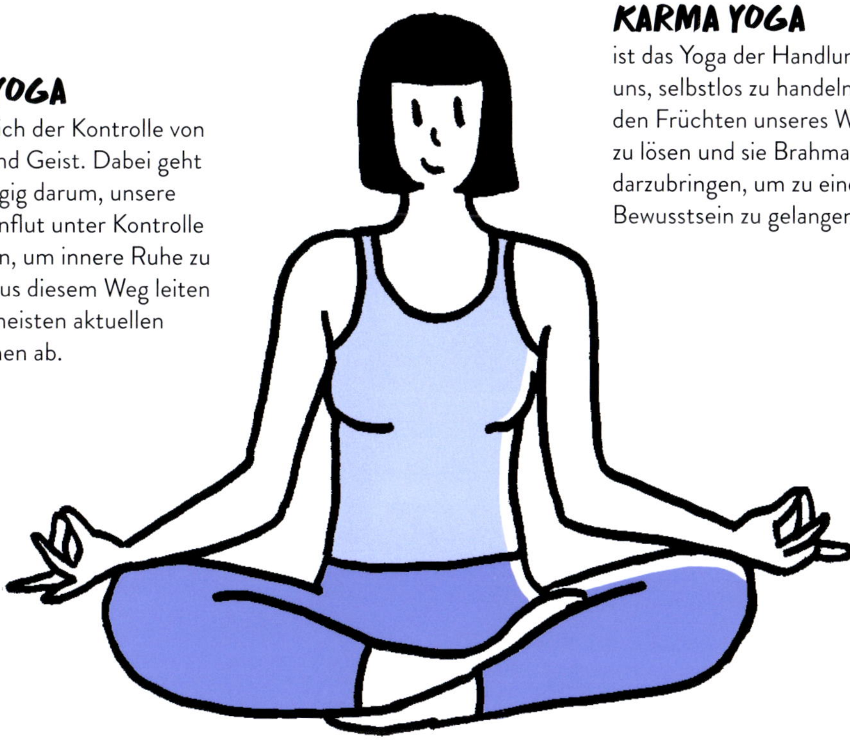

BHAKTI YOGA

ist das Yoga der Hingabe. Es beinhaltet Gebete und Rituale und kanalisiert Emotionen, um sie in Gottesliebe umzuwandeln.

JNANA YOGA

ist das Yoga der Weisheit, der schwierigste Weg. Es erfordert die perfekte Beherrschung der anderen drei Wege, ausgeprägte geistige Fähigkeiten und einen starken Willen. Ziel ist es, den Schleier der Unwissenheit zu lüften, um zur höchsten Erkenntnis zu gelangen.

VOM YOGA ABGELEITETE TECHNIKEN

Yoga ist so vielseitig, dass andere Techniken aus ihm hervorgegangen sind.

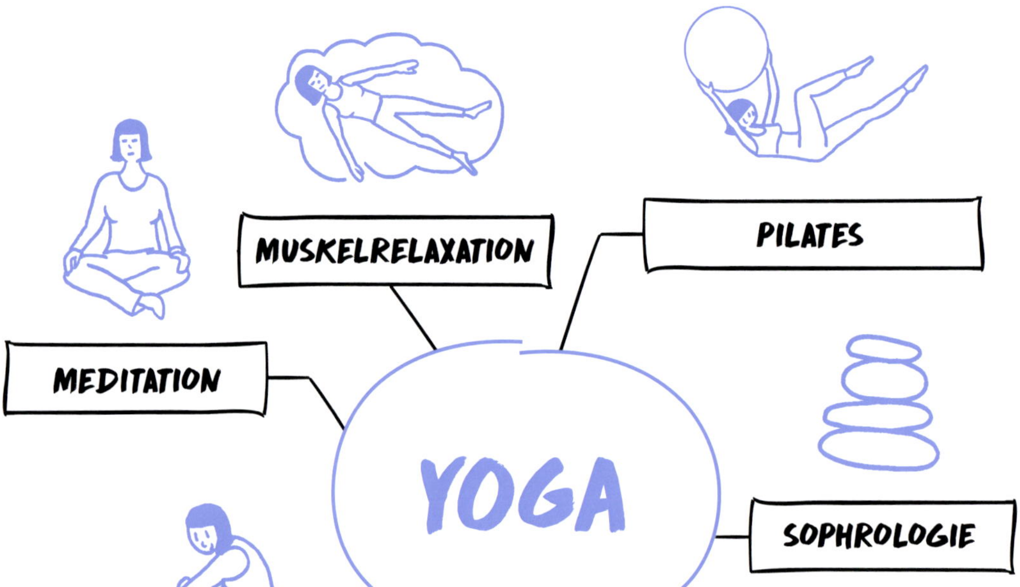

Vom Yoga Nidra abgeleitete Entspannungstechnik, die mit Visualisierungen arbeitet.

Die Technik der Innenschau des Jnana Yoga ist besonders subtil und setzt den Schwerpunkt auf eine intuitive (Er-)Kenntnis, die aus den tiefsten Schichten der eigenen Persönlichkeit aufsteigt. Sokrates verfolgte eine vergleichbare Technik des Hinterfragens und auch C. G. Jung zeigte großes Interesse an Yoga und der indischen Denkphilosophie.

WARUM YOGA PRAKTIZIEREN?

Gründe, Yoga zu praktizieren, gibt es viele. Aber die positiven Effekte reichen weiter als du dir vorstellen kannst.

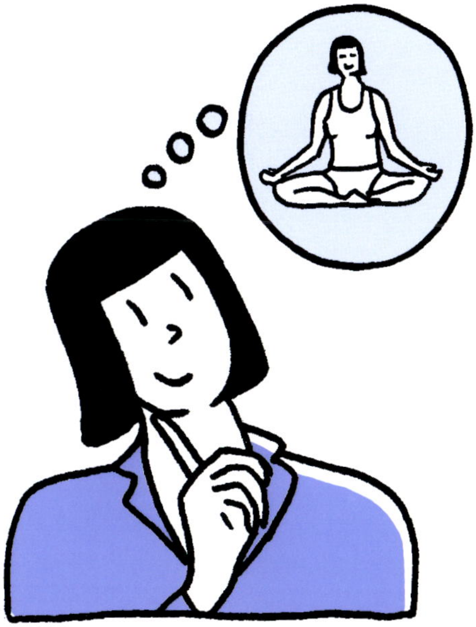

PRIMÄRE GRÜNDE

- Beweglicher werden
- Abnehmen
- Sich in seiner Haut wohlfühlen
- Seinen Gesundheitszustand verbessern
- Depressionen bekämpfen
- Körperliche Beschwerden lindern
- Emotionen und Gedanken unter Kontrolle bringen

YOGA BIETET EINIGES MEHR

Jedes Lernen verändert deine Persönlichkeit und bringt dich vom Bekannten ins Unbekannte. Durch die regelmäßige Erfahrung von innerem Frieden werden sich deine Einstellung anderen Menschen gegenüber und deine Wahrnehmung der Umwelt verändern. Yoga bietet dir die Möglichkeit zu einer tiefen inneren Wandlung.

EIN GROSSER UNTERSCHIED

Durch die genaue Beobachtung unserer Empfindungen während wir in vermeintlich starren Positionen verharren, verfeinert und erweitert sich die Wahrnehmung unserer Umwelt. Das unterscheidet Yoga wesentlich von ausschließlich körperlichen Aktivitäten wie Gymnastik, Pilates oder Stretching.

ICH MÖCHTE MEINE INNERE MITTE FINDEN, ICH BIN UNKONZENTRIERT, MEINE GEDANKEN SCHWEIFEN AB.

ICH WÄRE GERNE WENIGER GESTRESST.

ICH BRAUCHE EINE AUSZEIT VON DIESER CHAOTISCHEN WELT.

ICH MÖCHTE OHNE MEDIKAMENTE DURCHSCHLAFEN KÖNNEN.

DEINE ZIELE

ICH MÖCHTE MUSKELN AUFBAUEN UND IN FORM KOMMEN.

ICH MÖCHTE DIESE DUNKLEN GEDANKEN LOSWERDEN.

WIE BEKOMME ICH MEHR ENERGIE?

WIE KANN ICH MICH SCHNELL ENTSPANNEN?

ICH HABE RÜCKENSCHMERZEN.

ICH HABE VERDAUUNGSPROBLEME.

DER ACHTGLIEDRIGE WEG DES YOGA

RAJA YOGA BESTEHT AUS ACHT GLIEDERN.

Diese Glieder, beginnend beim Yama, sollten nacheinander erlernt werden. Sie sind die notwendigen Stufen einer ganzheitlichen Entwicklung des Yogi auf seinem Weg zur Erleuchtung.

YAMA
Fünf Verhaltensregeln wie Gewaltlosigkeit und Wahrhaftigkeit im Umgang mit anderen

NIYAMA
Fünf Gebote wie Reinheit und Selbstdisziplin zur Entwicklung einer positiven Persönlichkeit

ASANA
Körperpositionen

PRANAYAMA
Kontrolle des Atems

PRATYAHARA
Rückzug der Sinne, um den Geist zur Ruhe zu bringen

DHARANA
Konzentration

DYHANA
Meditation

SAMADHI
Versenkung, Verschmelzung mit dem universellen Geist

WIE UND WO ÜBE ICH AM BESTEN?

WÄHLE FÜR DEINE ERSTEN YOGASTUNDEN EINEN RUHIGEN ORT, an dem du von niemandem gestört wirst und dich ungehindert in alle Richtungen ausstrecken kannst.

EINE ANGENEHME RAUMTEMPERATUR unterstützt die Muskelentspannung. Meide starke Duftquellen wie Räucherstäbchen oder Weihrauch, da besonders bei den Atemübungen die Lunge tief mit Luft gefüllt wird. Je reiner die Luft, desto besser.

TRAGE BEQUEME KLEIDUNG, in der du dich gut bewegen kannst, am besten aus Naturfasern wie Baumwolle oder Wolle.

ÜBE VOR DEM FRÜHSTÜCK ODER VOR DEM ABENDESSEN. Nach einer Mahlzeit solltest du mindestens drei Stunden warten, bevor du übst.

EIN KLEINES KISSEN dient der Bequemlichkeit und kann helfen, einige Positionen besser auszuführen. Der Kauf einer guten Yogamatte lohnt sich.

DIE IDEALE ÜBUNGSDAUER BETRÄGT MINDESTENS ZWANZIG MINUTEN. Aber auch nur ein paar Minuten sind besser als gar nicht zu üben. Sei am Anfang nicht zu ehrgeizig, damit du nicht entmutigt wieder aufgibst.

DIE WICHTIGSTEN POSITIONEN

MIT DEM KÖRPER ZU ARBEITEN hat Auswirkungen auf den Geist und umgekehrt.

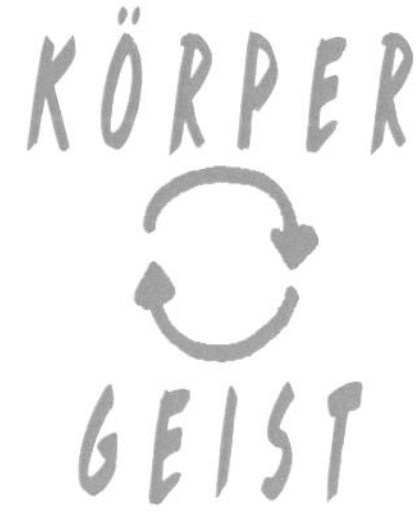

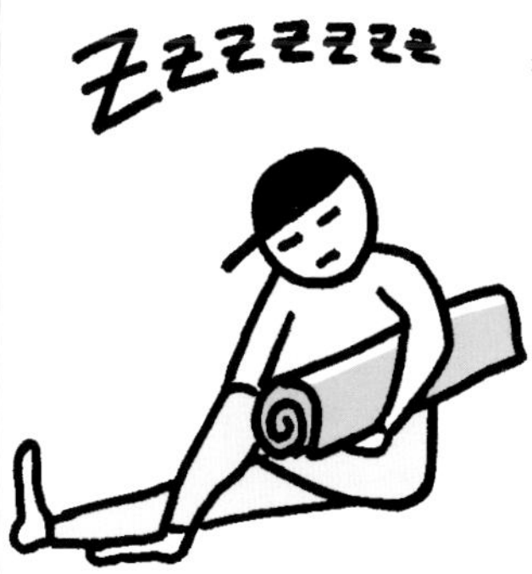

ENTSPANNUNG IST EIN FESTER BESTANDTEIL JEDER YOGASTUNDE.

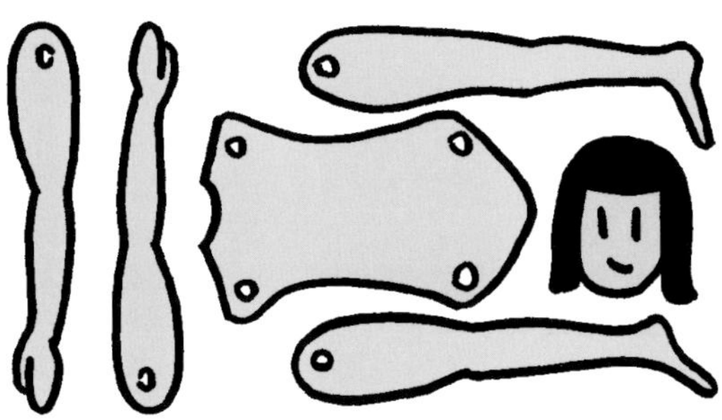

DIE YOGAPOSITIONEN sprechen sanft den ganzen Körper an. Sie kräftigen, tonisieren und lockern Muskeln, Bänder und Gelenke und stimulieren die Organe.

DER KÖRPER UND DIE KÖRPERPOSITIONEN

Unser Körper ist der Teil von uns, mit dem wir unserer Umwelt begegnen. Es ist wichtig, ihn gesund zu halten. Yoga ist eine optimale Präventiv- und Kurativmaßnahme gegen viele Beschwerden. Es gründet auf einem ganzheitlichen Verständnis des optimalen Zusammenwirkens von Körper und Geist.

„DER KÖRPER IST DAS VEHIKEL UNSERES GEISTES" (BUDDHA)

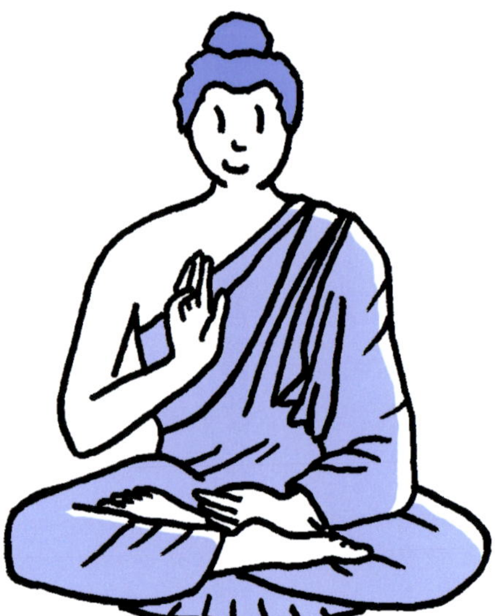

Die verschiedenen Yogapositionen sprechen sämtliche Körperpartien sanft an. Muskeln, Bänder und Gelenke werden gekräftigt, tonisiert und gelockert. Auch die inneren Organe, das Drüsensystem, der Atmungsapparat, der Kreislauf, der Hormonhaushalt und das Nervensystem werden stimuliert.

Anders als in der westlichen Medizin, die den Körper in verschiedene Bereiche aufteilt, ist im Yoga alles miteinander verbunden und voneinander abhängig: Körper, Geist und Seele.

Die Arbeit am Körper hat Auswirkungen auf das Bewusstsein und umgekehrt. Wir wissen zum Beispiel, dass die Ursache für Rückenschmerzen oder Migräne Sorgen oder Verstimmungen sein können. Weniger bekannt ist, dass man dies durch geeignete Positionen und Atemübungen in den Griff bekommen kann. Dadurch können sich auch unsere Gedanken positiv verändern.

DIE 3 PHASEN EINER KÖRPERPOSITION

IN DIE POSITION GEHEN

Bewege dich sehr langsam, achte auf deinen Körper und respektiere seine Grenzen. 80 Prozent deiner Leistungsfähigkeit reichen, um Fortschritte zu machen, ohne Verletzungen zu riskieren. Begib dich in eine stabile und bequeme Position, die du mehrere Atemzüge lang halten kannst.

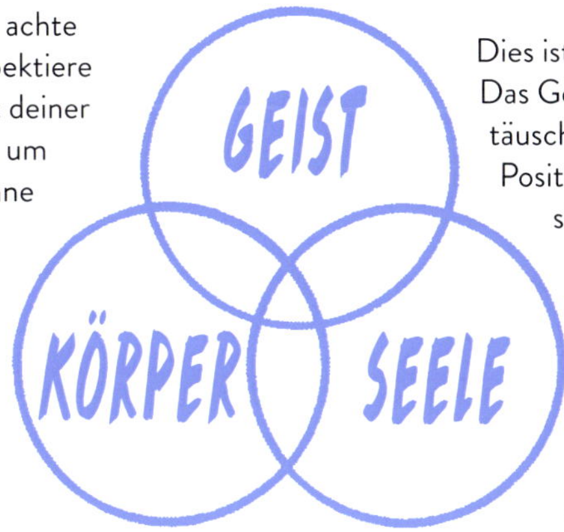

DIE POSITION HALTEN

Dies ist die Beobachtungsphase. Das Gefühl, dass nichts passiert, täuscht. Der Körper empfindet die Position wie eine Störung und passt sich an, indem er ein neues Gleichgewicht mit neuem Schwerpunkt schafft. Es geht anfangs nicht darum, die Übung perfekt auszuführen. Sobald du die Position bewusst wahrnimmst, erzielst du bereits eine Wirkung. Verharre mindestens drei langsame Bauchatemzüge lang in einer Position, sechs, wenn du dich dazu in der Lage fühlst.

AUS DER POSITION GEHEN, DIE WIRKUNG SPÜREN

Auch beim Lösen solltest du dich sehr langsam bewegen. Genieße bewusst die Muskelentspannung nach der Dehnung. Deine Muskeln füllen sich wieder mit Blut und die Sauerstoffzufuhr regeneriert alle Körperzellen. Vergleiche linke und rechte Körperhälfte und spüre, wie dein Körper in seine Symmetrie zurückfindet. Warte, bis sich dein Puls wieder normalisiert hat, bevor du in die nächste Position gehst.

GEGENANZEIGEN

SEI BEI VERLETZUNGEN, NACH EINER OPERATION, BEI BANDSCHEIBENVORFALL, BLUTHOCHDRUCK ODER HERZPROBLEMEN BESONDERS VORSICHTIG UND FRAGE BEI BEDARF EINEN ARZT.

WENN DU IMMER AUF DEINEN KÖRPER HÖRST UND NIEMALS BIS ZUM SCHMERZ GEHST, BESTEHT KEIN RISIKO. BEI EINIGEN POSITIONEN WIRD DENNOCH AUF MÖGLICHE GEGENANZEIGEN HINGEWIESEN.

SCHRITT FÜR SCHRITT

DIE BRÜCKE

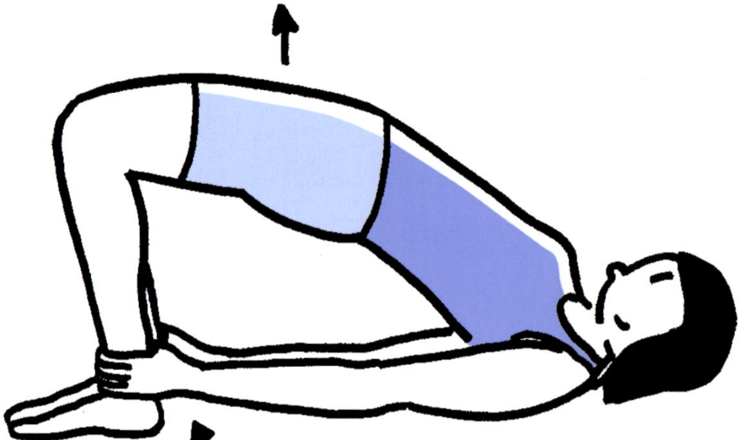

1

Lege dich auf den Rücken.
Zieh die Beine an und stelle die Füße parallel und hüftbreit auf. Die Fersen zeigen zum Po. Wenn möglich, umfasse die Fußgelenke mit den Händen. Alternativ legst du die Handinnenflächen flach neben die Füße.

2

Hebe Steißbein,
Kreuzbein und alle Wirbel nacheinander. Dein Gleichgewicht verteilt sich auf Hinterkopf, Schultern und Füße.

DYNAMISCHE VARIANTE

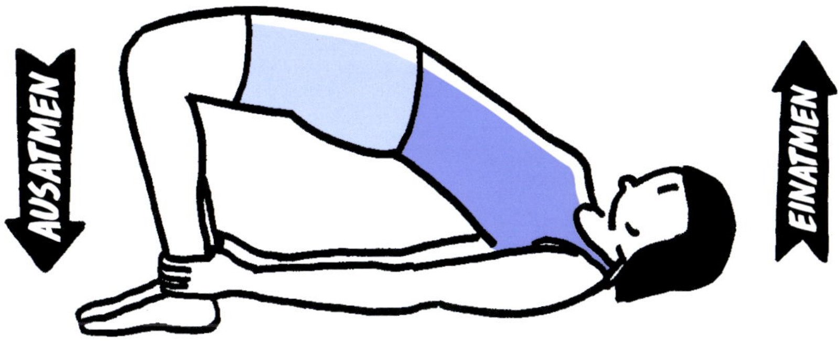

Ausgangsposition wie am Anfang. Hebe beim Einatmen den Rücken und senke ihn beim Ausatmen Wirbel für Wirbel. Das Becken wird als Letztes abgelegt. Halte die Position nach dem Einatmen einige Sekunden, bevor du wieder ausatmest.

WIRKUNG

KRÄFTIGT UND LOCKERT
Rücken, Bauch und Oberschenkel

GEGENANZEIGEN

ISCHIASSCHMERZEN

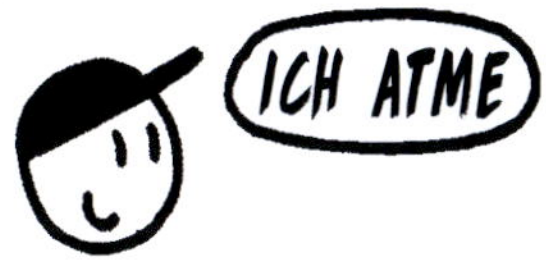

TIPP

Nicht vergessen: In der Bewegung weiteratmen. Den Atem nur anhalten, wenn es ausdrücklich so in der Beschreibung steht.

SCHRITT FÜR SCHRITT

DIE VORWÄRTSBEUGE IM SITZEN

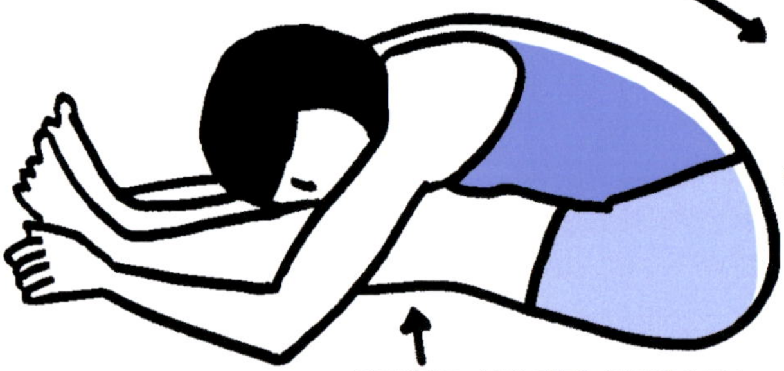

1

Setze dich auf den Boden. Beine geschlossen nach vorne ausstrecken.

2

Sitzknochen fest im Boden verankern. Führe die Arme senkrecht nach oben. Der Rücken ist lang.

3

Halte die Dehnung vom Steißbein bis zur Schädeldecke und beuge den Oberkörper nach vorne. Sobald der Zug an der Oberschenkelrückseite unangenehm wird, die Beine leicht beugen.

4

Greife mit Daumen, Zeige- und Mittelfinger um die großen Zehen und ziehe dich mit den Armen näher heran. Dabei den Rücken lang machen und den Kopf Richtung Füße bringen. Atme langsam in die gedehnte Muskulatur und spüre, wie Verspannungen langsam nachlassen.

5

Den Bauch weiterhin auf den Oberschenkeln ruhen lassen. Der Rücken ist gerade. Beine etwas mehr durchstrecken und die Dehnung bewusst erleben. Suche eine erträgliche Balance zwischen Rücken- und Beindehnung.

6

Wenn du merkst, dass deine Grenze erreicht ist, den oberen Rücken rund werden lassen. Entspanne dich. Die Muskeln nicht mehr anspannen, nur noch passiv dehnen.

TIPP

Wenn der Po schmerzt, schiebe ein kleines Kissen unter.

VARIANTE

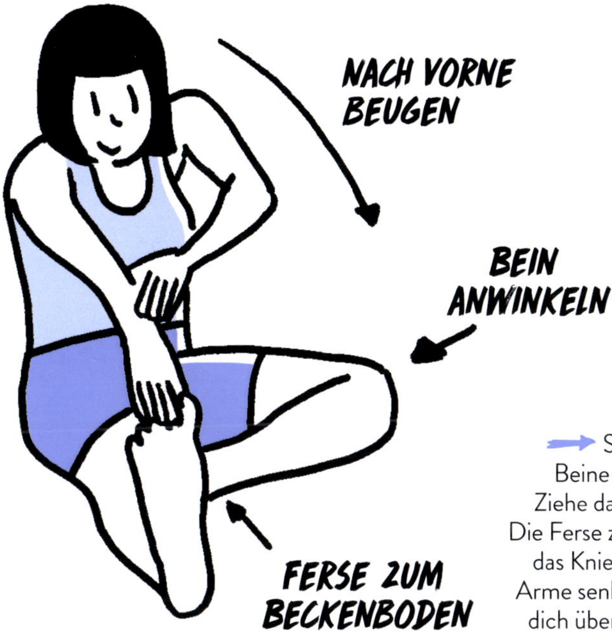

Setze dich auf den Boden. Beine nach vorne ausstrecken. Ziehe das rechte Bein zum Körper. Die Ferse zeigt Richtung Beckenboden, das Knie liegt am Boden. Führe die Arme senkrecht nach oben und beuge dich über das linke Knie nach vorne. Anschließend die Seite wechseln.

WIRKUNG

Dehnt die Pomuskulatur, stimuliert die inneren Organe und das Nervensystem. Kräftigt Nieren und Bauchmuskulatur, verbessert die Verdauung. Bringt die Wirbelsäule wieder ins Lot und entspannt den Rücken. Zieht die Organe zurück in ihre ursprüngliche Lage. Strafft herabhängende Augenlider. Druck auf den großen Zeh strafft die Muskulatur und stimuliert das Fußgewölbe.

GEGENANZEIGEN

BLINDDARMENTZÜNDUNG, ISG-SYNDROM (SCHMERZEN IM ILIOSAKRALGELENK)

SCHRITT FÜR SCHRITT

DER BOGEN

SIEHE S. 58
ABFOLGE GEGEN
BAUCHSCHMERZEN

EINATMEN KOPF UND BRUST HEBEN

FUßGELENKE MIT DEN HÄNDEN UMFASSEN

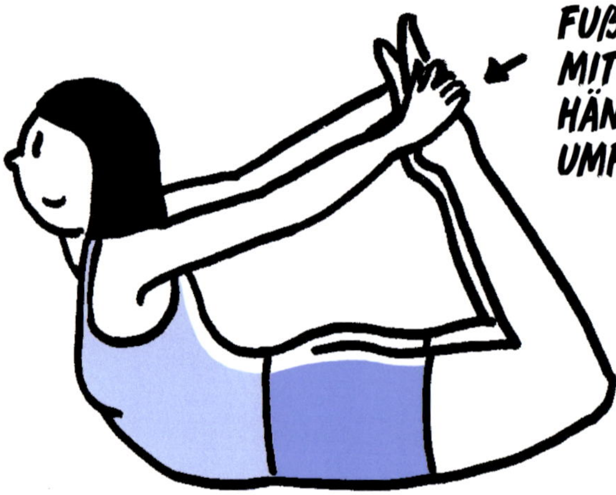

3 ATEMZÜGE

1. Lege dich auf den Bauch, Stirn auf dem Boden.
2. Winkle die Beine an und greife um deine Fußgelenke.
3. Hebe beim Einatmen Kopf und Brust und versuche dabei, die Beine etwas zu strecken.
4. Verharre drei Atemzüge lang mit Blick nach oben. Beim Ausatmen Position lösen.

DYNAMISCHE VARIANTE

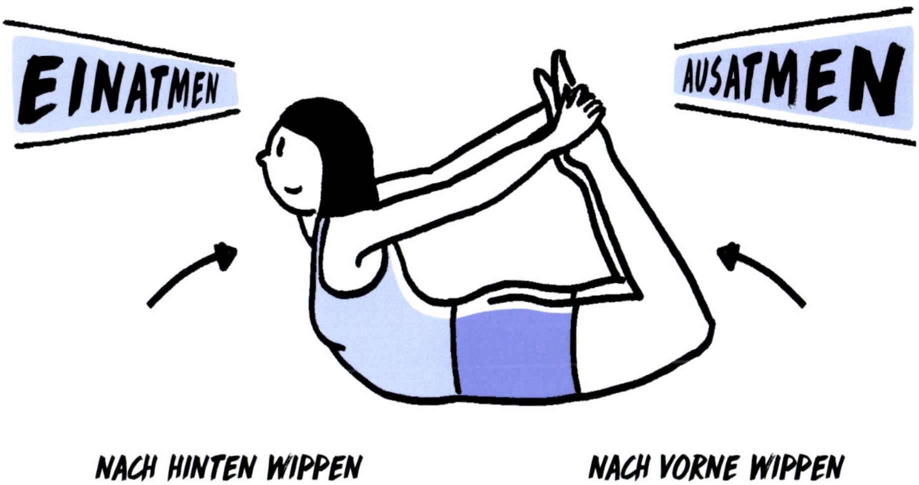

Wenn du in der Position bist, beim Ausatmen nach vorne und beim Einatmen nach hinten wippen (mindestens sechs Atemzüge), um die inneren Organe kräftig zu massieren.

WIRKUNG

Kräftigt die Rückenmuskulatur, lockert die Wirbelsäule, erhöht die Vitalität, öffnet Brustkorb, Schultern und Hüften, stimuliert den Verdauungs- und Fortpflanzungsapparat, stimuliert die Schilddrüse, reguliert den Säurehaushalt, strafft die Taille.

GEGENANZEIGEN

BANDSCHEIBENVORFALL, WIRBELFIXIERUNG DURCH OPERATION, ISCHIAS-SCHMERZEN, FRISCHE BECKEN-, SCHULTER-, ODER HÜFT-OP

SCHRITT FÜR SCHRITT

DER DREHSITZ

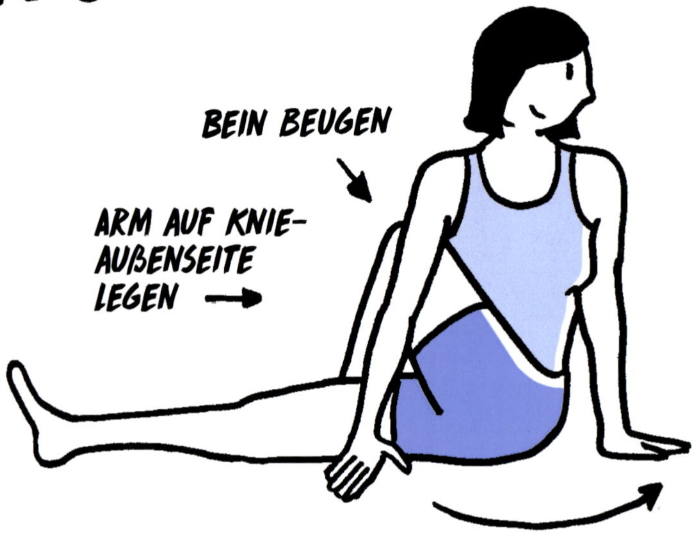

1

Setze dich auf den Boden. Beine geschlossen nach vorne ausstrecken.

2

Ziehe das linke Bein an und lege es über das rechte. Setze den linken Fuß an der Außenseite des rechten Beins ab.

3

Strecke die Arme nach oben und drehe den Oberkörper nach links.

4

Führe den rechten Arm gestreckt vor die Außenseite des linken Knies. Versuche, die rechte Hand vor dem rechten Bein abzulegen und das linke Knie nach rechts zu drücken. Das verstärkt die Rückendrehung.

5

Setze deine linke Hand hinter der linken Pobacke auf und drehe den Kopf nach hinten. Schulter entspannen und auf einer Linie halten. Der Rücken ist gerade. Spüre bei jedem Einatmen die Dehnung im Rücken, ohne die Position zu verändern. Drehe dich bei jedem Ausatmen etwas mehr nach links und entspanne.

TIPP

Keine Panik, wenn du den Fuß nicht direkt neben dem Bein aufsetzen kannst! Strecke das linke Knie und führe den linken Fuß langsam am rechten Bein entlang nach oben.

VARIANTE

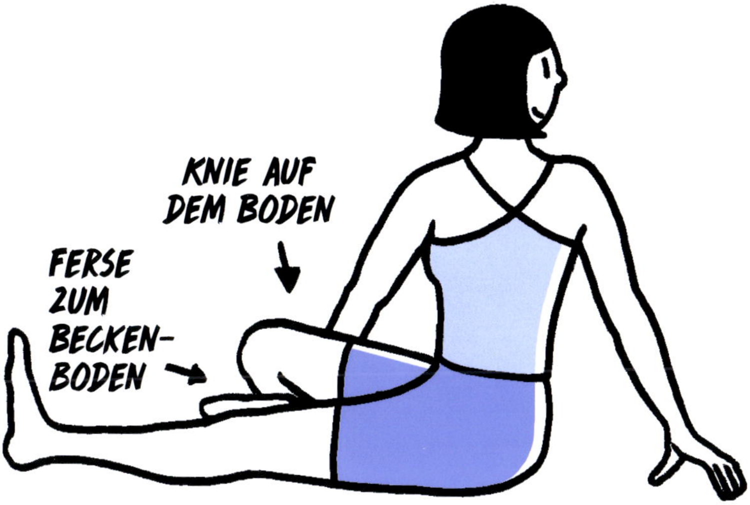

Die Ausgangsposition ist die gleiche. Ziehe das rechte Bein zum Körper. Die Ferse zeigt Richtung Beckenboden, das Knie liegt am Boden. Beuge jetzt das linke Knie und verfahre wie ab Schritt 2 beschrieben.

WIRKUNG

Lockert die Wirbelsäule,
verbessert Skoliosen,
kräftigt Spinalnerven und Bänder,
regt die Verdauung an,
stärkt das sympathische Nervensystem,
verbessert die Nierentätigkeit.

GEGENANZEIGEN

BANDSCHEIBENVORFALL, ISCHIASSCHMERZEN, BLUTHOCHDRUCK

SCHRITT FÜR SCHRITT

DAS DREIECK

Ein Klassiker unter den Yogapositionen

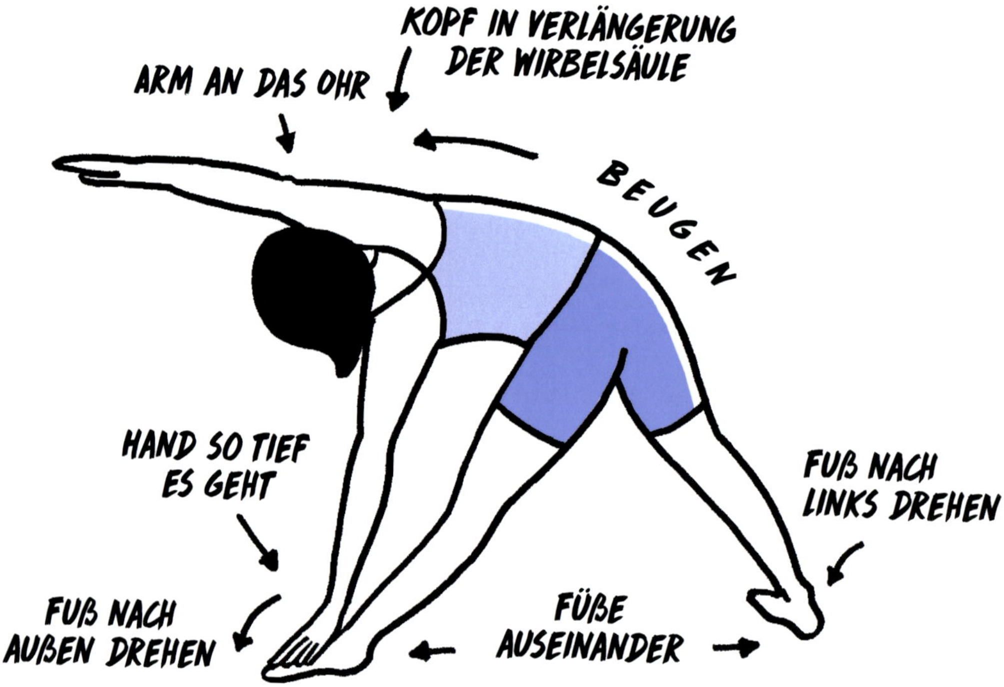
KOPF IN VERLÄNGERUNG DER WIRBELSÄULE
ARM AN DAS OHR
BEUGEN
HAND SO TIEF ES GEHT
FUß NACH LINKS DREHEN
FUß NACH AUßEN DREHEN
FÜßE AUSEINANDER

1

Stelle dich aufrecht hin, die Füße ca. einen Meter auseinander (je nach Körpergröße).

2

Drehe den linken Fuß nach außen und den rechten Fuß etwas nach links. Hebe die Arme seitlich auf einer Linie parallel zum Boden.

3

Mach den unteren Rücken lang (kein Hohlkreuz!). Beuge den Oberkörper nach links und führe den rechten Arm über das rechte Ohr.

4

Bring die linke Hand möglichst weit unten an das linke Bein. Der Kopf steht in Verlängerung der Wirbelsäule.

FÜHRE JEDEN SCHRITT GANZ BEWUSST AUS!

WIRKUNG

Dehnt die Wirbelsäule, stimuliert die Spinalnerven und aktiviert die Verdauung, stimuliert Leber, Bauchspeicheldrüse, Nieren und Darm.

SCHRITT FÜR SCHRITT

DIE KERZE

1

Lege dich auf den Rücken. Zieh die Beine zur Brust. Führe die Füße mit Schwung hinter den Kopf, sodass sich der untere Rücken vom Boden löst. Die Beine bleiben dabei im 45°-Winkel zum Boden.

2

Stütze den unteren Rücken mit beiden Händen. Die Daumen zeigen Richtung Bauch, die Finger Richtung Wirbelsäule. Versuche Ellenbogen und Schulterblätter näher zueinander zu führen.

3

Strecke die Beine senkrecht nach oben. Schiebe die Hände nach unten Richtung Schultern, der Rücken soll möglichst senkrecht zum Boden stehen. Nacken lang, Brustbein zum Kinn. Falls die Position unangenehm ist, nicht zu lange in ihr bleiben.

4

Senke die Beine Richtung Gesicht, um aus der Position zu kommen, und rolle den Rücken langsam Wirbel für Wirbel nach unten. Falls nötig, kannst du dabei die Hände als Bremsen einsetzen. Wenn der Rücken wieder auf dem Boden liegt, die Beine anwinkeln, zur Brust ziehen und einen Moment in dieser Position verweilen. Danach die Beine ausstrecken.

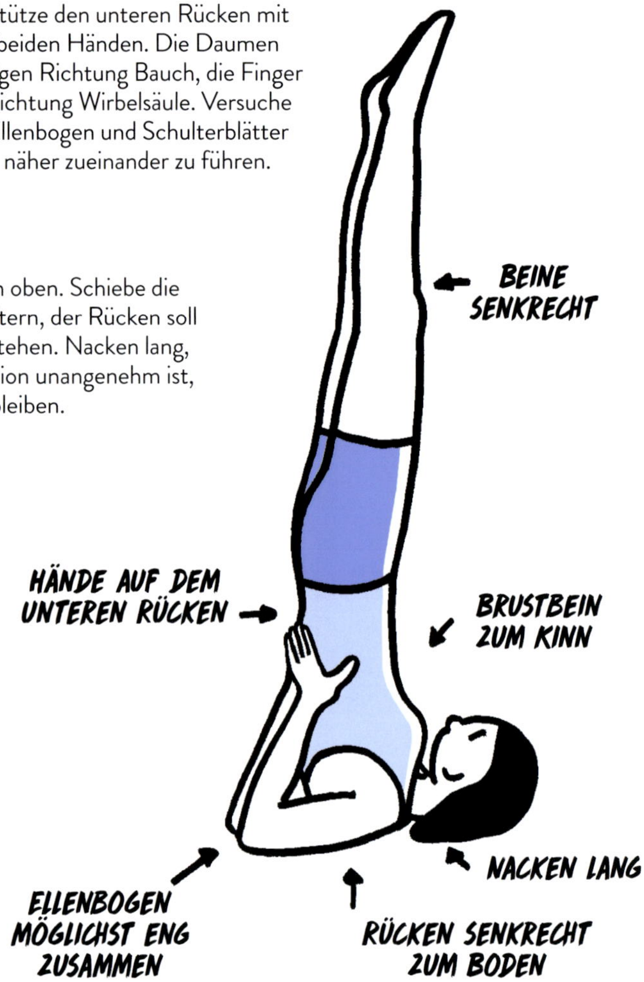
BEINE SENKRECHT
HÄNDE AUF DEM UNTEREN RÜCKEN
BRUSTBEIN ZUM KINN
NACKEN LANG
ELLENBOGEN MÖGLICHST ENG ZUSAMMEN
RÜCKEN SENKRECHT ZUM BODEN

VARIANTE

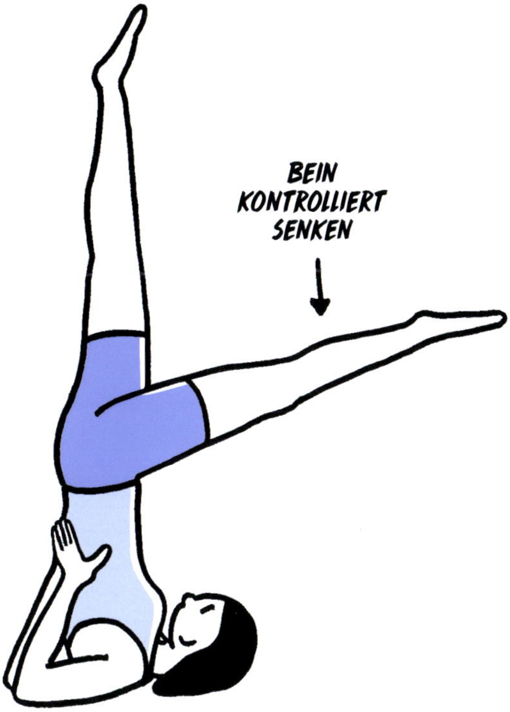

Im Schulterstand kannst du:
– die Beine grätschen und diese Position mindestens sechs Atemzüge halten
– ein Bein gestreckt kontrolliert Richtung Gesicht führen (mindestens sechs Atemzüge), dann das andere

WIRKUNG

Der Effekt dieser Position auf Körper und Geist ist besonders ausgeprägt. Sie kräftigt den gesamten Körper, dehnt die Halswirbelsäule und stimuliert die Schilddrüse. Die Umkehrhaltung versorgt Lunge und Gehirn gut mit Sauerstoff, beruhigt das Herz, macht munter, entlastet den unteren Rücken und die Beine, stimuliert Gedächtnis, Konzentration und Haarwachstum.

GEGENANZEIGEN

BLUTHOCHDRUCK, AUGENKRANKHEITEN (STAR), SCHILDDRÜSENÜBERFUNKTION, SCHWINDEL, PROBLEME IM HALSWIRBELBEREICH, WÄHREND DER MENSTRUATION

ENTSPANNUNG

Entspannungsübungen sind ein fester Bestandteil einer jeden Yogastunde. Regelmäßiges Üben hilft, sich auch in anderen Situation entspannen zu können, und löst Energieblockaden. Idealerweise beginnt die Sitzung mit einer Entspannungsübung. So werden Stress und Müdigkeit abgebaut und das Nervensystem stimuliert.

→ Ohne uns dessen bewusst zu sein, leben wir mit vielen Verspannungen im Körper, vor allem im Bereich des Gesichts (vorwiegend Kiefer und Augen), aber auch im Hals-, Schulter- und Rückenbereich. Diese körperliche Anspannung steht oft im Zusammenhang mit unserem psychischen Zustand.

→ All diese Verspannungen führen, neben einem erheblichen Energieverlust, zu Müdigkeit und zahlreichen Krankheiten. Sich entspannen zu können ist daher besonders wichtig, denn die körperliche Entspannung gibt uns Energie zurück und führt auch zu geistiger Entspannung.

ZU WISSEN, WIE MAN SICH ENTSPANNT, IST ESSENZIELL.

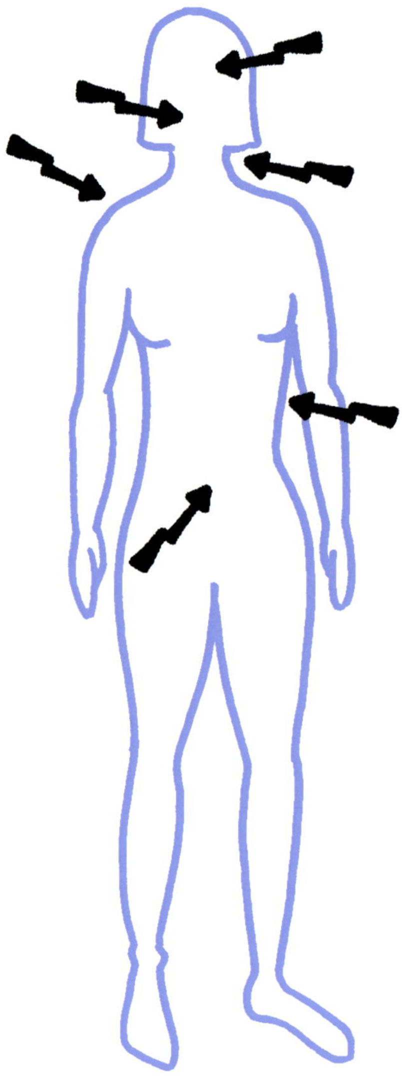

ENTSPANNUNGSÜBUNG

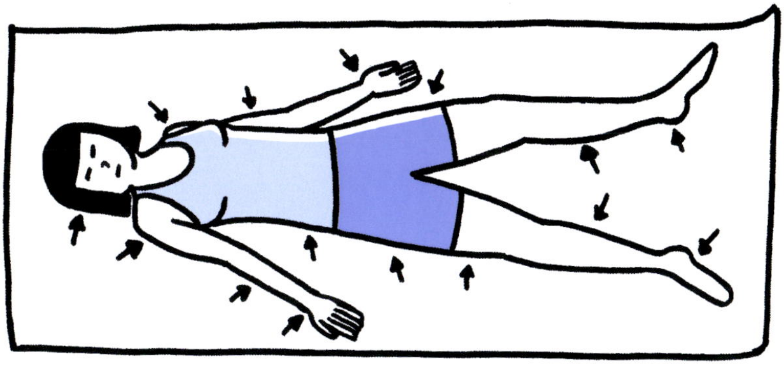

KONTAKTPUNKTE SPÜREN

• Lege dich auf die Yogamatte. Ziehe die Beine an und umfasse sie mit überkreuzten Armen. Drücke die Hände gegen die Knie, um sie näher zur Brust zu bringen und so den unteren Rücken maximal zu dehnen, während du ihn vom Boden löst. Sobald du spürst, dass die Lendengegend ausreichend gedehnt ist, lege den Rücken wieder ab und strecke die Beine lang aus. Deine Füße sollten etwa mattenbreit auseinanderliegen. Dehne den Nacken und die Halswirbelsäule, indem du das Kinn leicht in Richtung Kehlkopf bringst. Drehe dann den Kopf langsam von rechts nach links und lasse ihn anschließend in Verlängerung des Rückens ruhen. Die Arme liegen eng neben dem Körper, die Handflächen zeigen nach oben. Schüttel Beine und Füße leicht aus und lass sie anschließend locker nach links und rechts fallen.

• Schließe die Augen und spüre die Kontaktpunkte deines Körpers mit der Matte. Beobachte und spüre deine Atmung. Versuche nicht, sie zu kontrollieren. Lasse dich vertrauensvoll fallen. Stelle dir bei jedem Ausatmen vor, wie deine Verspannungen durch die Kontaktpunkte aus dem Körper entweichen.

• Mit jedem Ausatmen fühlst du dich schwerer. Eine Entspannung lässt sich dann bewusst spüren, wenn man davor Anspannung gespürt hat. Spanne nacheinander jedes Körperteil an, um es danach wieder zu entspannen. Nimm dabei die Gefühle auf dem Weg zur Ruhe bewusst wahr. Beginne mit den Füßen. Es folgen Waden, Knie, Oberschenkel, Po, Bauch, Fäuste, Unterarme, Bizeps, Schulter und Gesicht. Zum Schluss die Augen weit öffnen und die Zunge einige Sekunden lang so weit es geht herausstrecken.

• Schließe die Augen und lass dich auf eine langsame und bewusste Bauchatmung ein. Verweile in diesem Zustand, solange es dir guttut.
Nimm anschließend deinen Körper langsam wieder wahr, spüre die Kontaktpunkte mit der Unterlage, spüre die Luft an deinen Nasenflügeln. Bewege langsam Hände und Füße. Sobald du deinen Körper wieder vollständig spürst, komm zurück in eine sitzende Position.

SCHRITT FÜR SCHRITT

DER PFLUG

Folgt in Abfolgen häufig nach der Kerze und ergänzt diese.

SIEHE DIE KERZE AUF S. 24

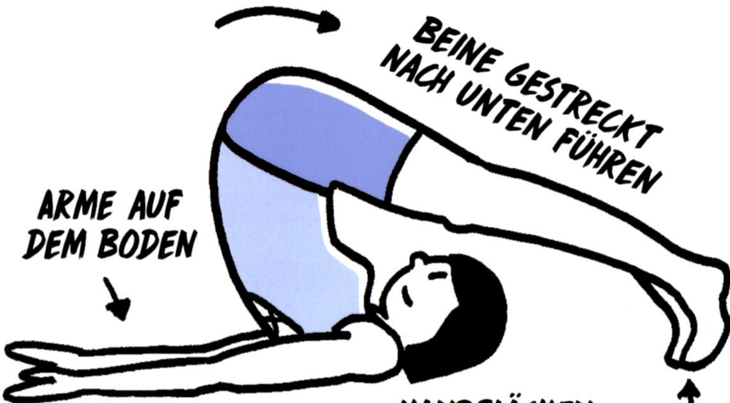
BEINE GESTRECKT NACH UNTEN FÜHREN
ARME AUF DEM BODEN
FUßSPITZEN AUF DEM BODEN
HANDFLÄCHEN NACH UNTEN
FÜßE FLEX

1

Lege dich auf den Rücken. Ziehe die Beine zur Brust. Führe die Füße mit Schwung hinter den Kopf, sodass sich der untere Rücken vom Boden abhebt. Stütze mit den Händen den unteren Rücken, wie bei der Kerze.

2

Strecke die Beine und führe sie so weit es geht nach unten. Bringe dabei die Ellenbogen näher zueinander. Falls du mit den Füßen auf den Boden kommst, drücke die Fersen Richtung Boden und ziehe die Fußspitzen zu dir. Strecke die Arme nach hinten aus. Hände auf dem Boden ablegen.

DYNAMISCHE VARIANTEN

Öffne die gestreckten Beine. So kommst du mit den Füßen leichter zum Boden.

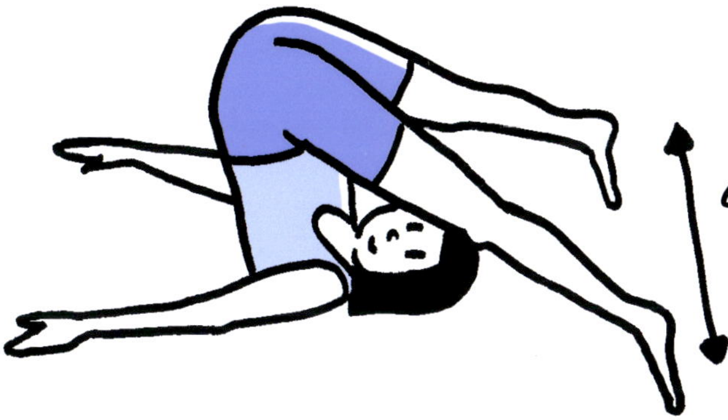

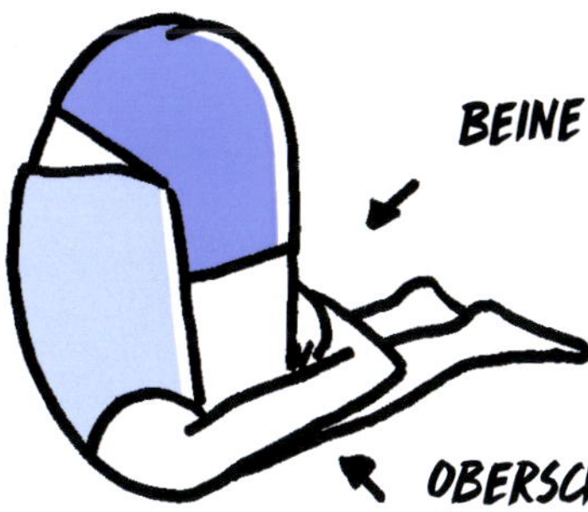

Beuge die Beine und lege sie links und rechts neben deinen Ohren ab. Die Oberschenkel mit den Armen umfassen.

WIRKUNG

Dehnt und lockert die Wirbelsäule, entspannt und massiert die Organe (wenn man den Bauch einzieht), kräftigt Schultermuskulatur und Spinalnerven, weitet die Lunge und versorgt sie mit Sauerstoff.

GEGENANZEIGEN

BLUTHOCHDRUCK, AUGENKRANKHEITEN (STAR), SCHILDDRÜSENÜBERFUNKTION, SCHWINDEL, PROBLEME IM HALSWIRBELBEREICH, WÄHREND DER MENSTRUATION

SCHRITT FÜR SCHRITT

DER FISCH

Folgt in einigen Abfolgen nach der Kerze und ist die Gegenposition dazu.

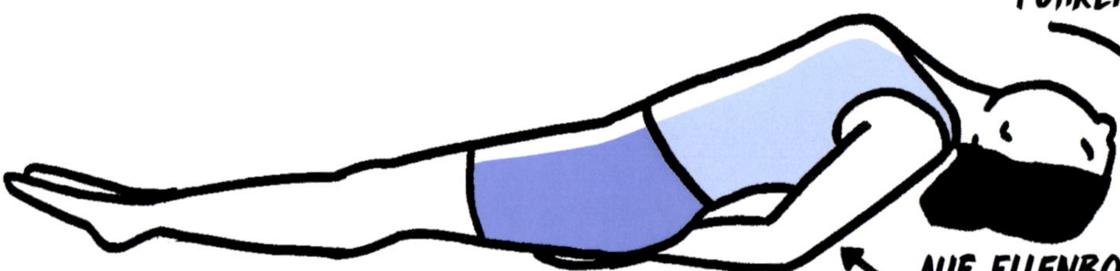

1

Lege dich auf den Rücken, Beine zusammen, Füße ausgestreckt.

2

Lege die Arme unter den Rücken, Hände nebeneinander, Handflächen nach unten. Führe die Ellenbogen so weit es geht zueinander.

3

Stütze dich auf den Ellenbogen ab, hebe und öffne den Brustkorb. Lass den Kopf sanft in den Nacken sinken und lege ihn behutsam auf den Boden. Das Gewicht des Oberkörpers ruht hauptsächlich auf den Ellenbogen, nicht auf dem Kopf.

SIEHE DIE KERZE AUF S. 24

VARIANTE

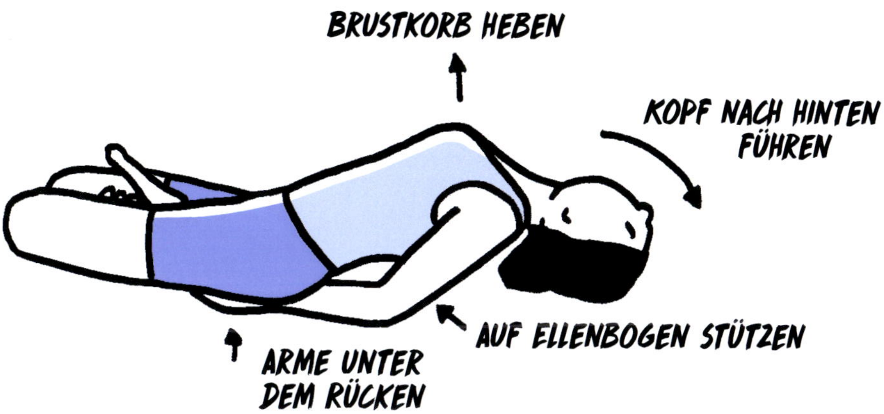

→ Gleiche Position, aber mit geöffneten Knien zur Seite. Fußflächen aneinander oder Knie überkreuzt, wie im Schneidersitz.

WIRKUNG

Verbessert Lungenfunktion und Durchblutung des Kehlkopfs, stimuliert Schilddrüse, Nerven in Hals und Rücken, verbessert den Fluss der Lebensenergie im Kopf und im Brustkorb.

GEGENANZEIGEN

EMPFINDLICHER HALSWIRBELBEREICH. (ABHILFE SCHAFFT HIER EIN KISSEN ZWISCHEN DEN SCHULTERBLÄTTERN. SO WIRD DER DRUCK IN DIESEM BEREICH REDUZIERT.)

SCHRITT FÜR SCHRITT

DIE KOBRA

→ Folgt häufig nach dem Bogen

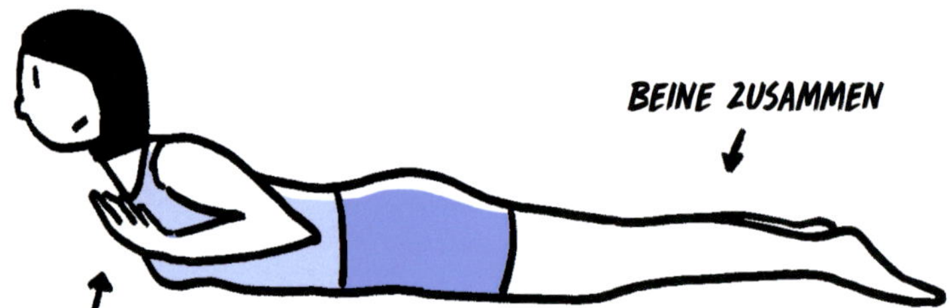

1

Lege dich auf den Bauch. Stirn auf dem Boden. Hände unter den Schultern. Handflächen nach unten. Beine zusammen. Drücke das Schambein zum Boden, um den unteren Rücken lang zu machen, aber ohne ins Hohlkreuz zu gehen. Füße sind ausgestreckt.

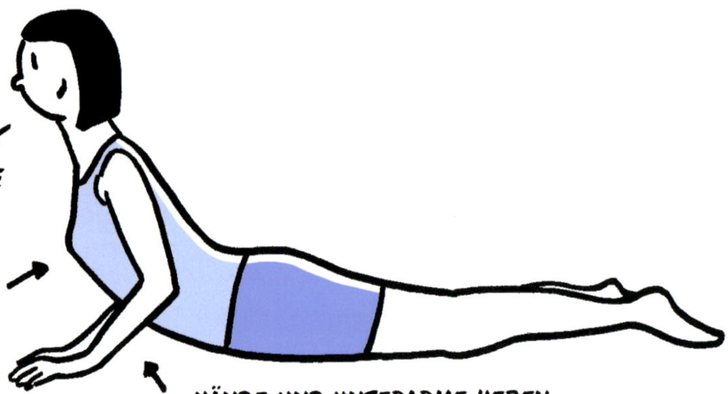

2

Hebe den Kopf leicht an und schiebe das Kinn so weit es geht nach vorne. Hebe Hände und Unterarme, lass sie aber weiterhin eng am Körper. Richte nun Kopf und Oberkörper auf. Der Rücken hält die Position. Komme langsam wieder nach unten.

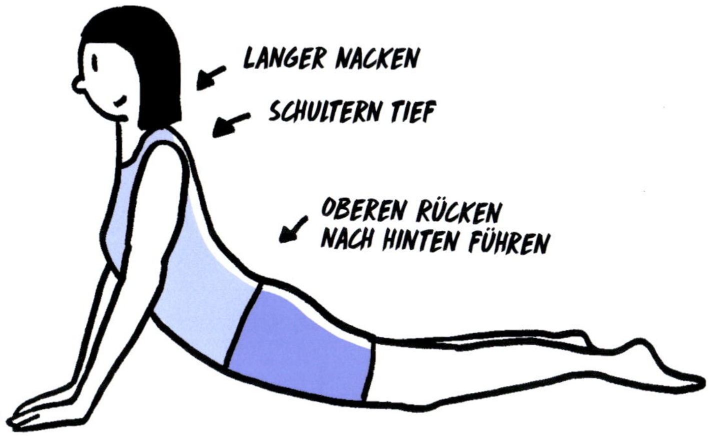

3

Richte dich langsam wieder auf. Drücke die Hände in den Boden und strecke die Arme, um den Brustkorb weiter zu heben. Den oberen Rücken Wirbel für Wirbel nach oben hinten ziehen. Schultern tief, Nacken lang nach oben, Ellenbogen am Körper. Der Bauchnabel bleibt am Boden.

VARIANTE

→ Gleiche Position. Strecke die Arme etwas mehr durch und biege den Rücken vom Hals bis zum Steißbein noch weiter nach oben hinten. Der Bauchnabel geht mit.

WIRKUNG

Stärkt den Rücken, stimuliert die Schilddrüse, kräftigt die Nieren, massiert Bauchorgane und Solarplexus, lindert Menstruationsschmerzen und beseitigt Verstopfung.

GEGENANZEIGEN

BANDSCHEIBENVORFALL
HERZPROBLEME
SCHILDDRÜSENÜBERFUNKTION
NIEDRIGER BLUTDRUCK (HYPOTONIE)

SCHRITT FÜR SCHRITT

DER KRIEGER

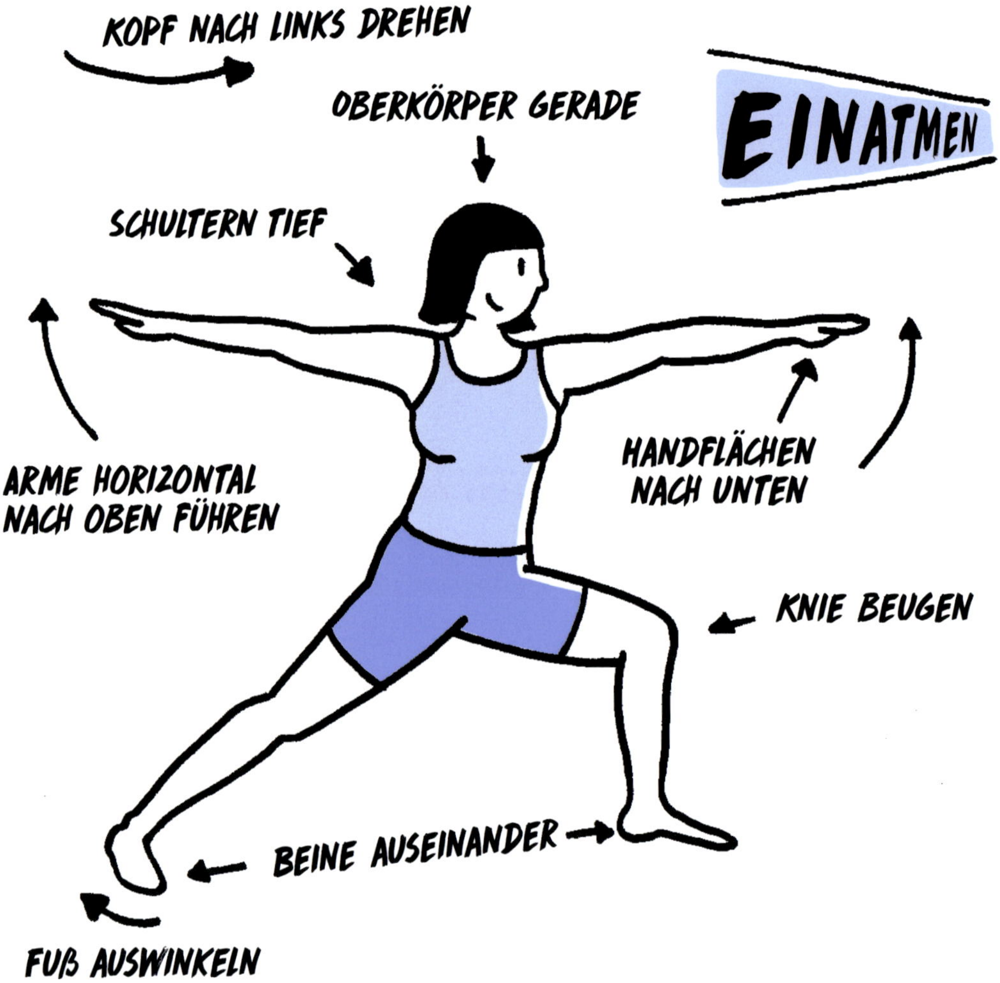

1

Stelle dich aufrecht hin. Die Füße ca. einen Meter auseinander.

2

Drehe den linken Fuß ganz nach links, den rechten Fuß nur leicht. Der Oberkörper bleibt gerade. Mach den unteren Rücken lang. Hebe die Arme seitlich auf einer Linie parallel zum Boden. Schultern tief. Die Hände ziehen voneinander weg, Handflächen zeigen nach unten.

3

Beuge das linke Bein, bis es im rechten Winkel zum Boden steht (wenn nötig die Beine etwas weiter öffnen). Drehe den Kopf zur linken Hand. Den linken Fuß fest im Boden verankern, das Körpergewicht auf beide Beine verteilen. Halte die Wirbelsäule senkrecht. Spüre die Kraft in deinen Beinen.

SPÜRE DIE KRAFT IN DEINEN BEINEN

WIRKUNG

KRÄFTIGT DIE BEINE

SCHRITT FÜR SCHRITT

DER BAUM

Vor dem Schlafengehen oder zur Beruhigung

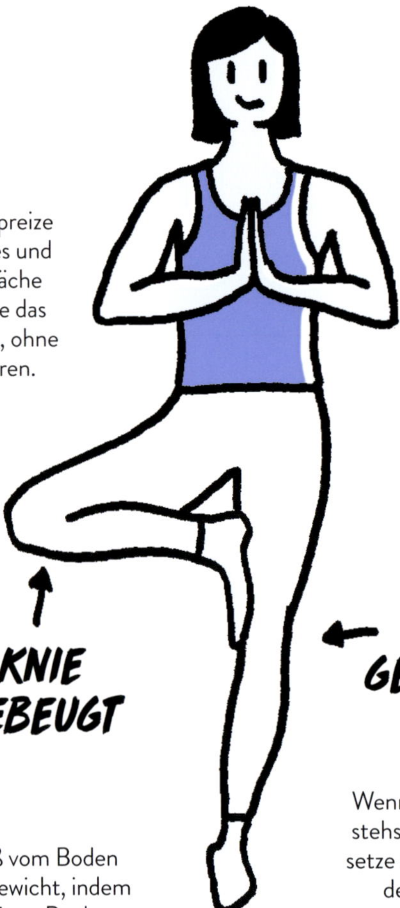

1

Stelle dich aufrecht hin. Spreize die Zehen des linken Fußes und vergrößere die Kontaktfläche mit dem Boden. Verlagere das Gewicht auf das linke Bein, ohne das linke Knie zu blockieren.

2

Löse den rechten Fuß vom Boden und finde dein Gleichgewicht, indem du mit den Augen einen Punkt fixierst.

3

Wenn du sicher auf dem linken Fuß stehst, hebe das rechte Bein an und setze die Fußsohle auf die Innenseite deines linken Oberschenkels.

4

Bringe die Hände vor dem Herz zusammen und konzentriere dich auf eine regelmäßige Atmung, auf deine Kontaktpunkte mit dem Boden und die minimalen Bewegungen deines Fußes, um das Gleichgewicht zu halten.

VARIANTE

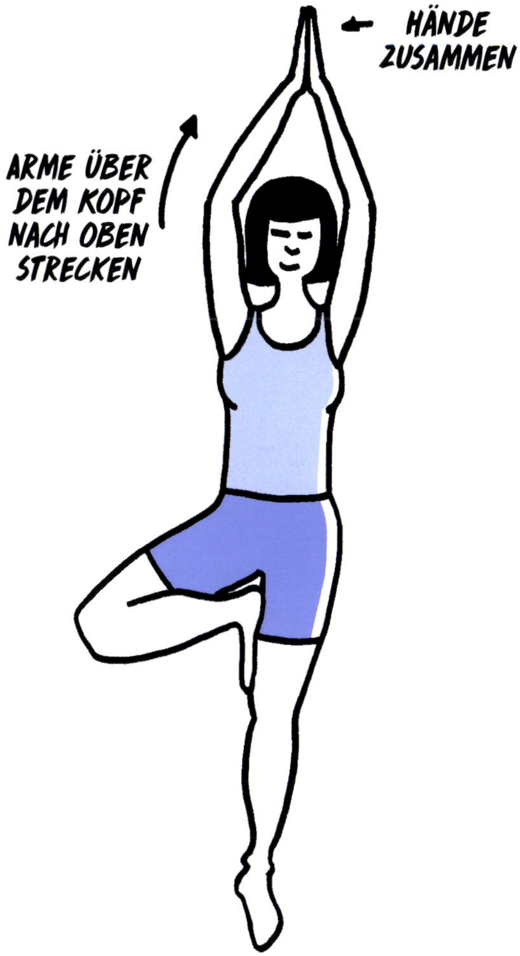

→ Strecke die Arme nach oben aus, führe die Hände über dem Kopf zusammen.

SIEHE S.63 DER BAUM ZUR ENTSPANNUNG

WIRKUNG

Stimuliert Kleinhirn und Innenohr, verbessert die Konzentration, beruhigt Gedanken und Emotionen, gibt ein Gefühl inneren Friedens.

DER HERABSCHAUENDE HUND

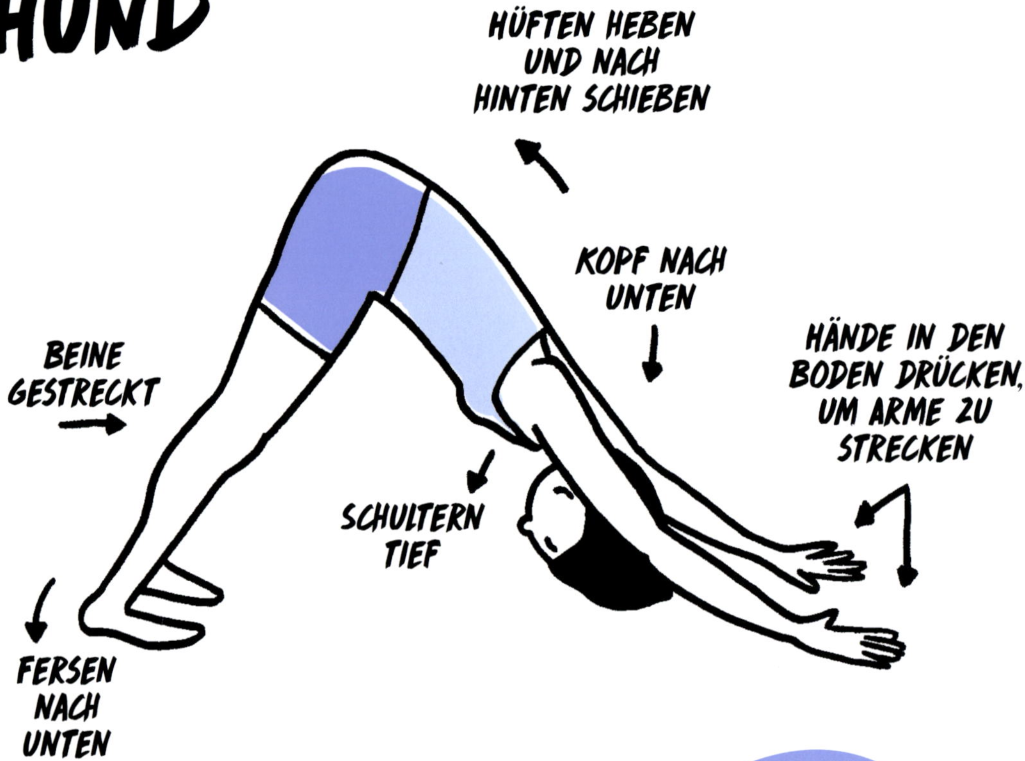
HÜFTEN HEBEN UND NACH HINTEN SCHIEBEN
KOPF NACH UNTEN
HÄNDE IN DEN BODEN DRÜCKEN, UM ARME ZU STRECKEN
BEINE GESTRECKT
SCHULTERN TIEF
FERSEN NACH UNTEN

1

Lege dich auf den Bauch. Führe deine Hände unter die Schultern. Handflächen nach unten.

2

Ziehe die Zehen an und stelle sie auf.

3

Drücke die Hände in den Boden und strecke deine Arme. Schiebe Oberkörper und Hüften nach oben hinten. Beine bleiben gestreckt. Führe Fersen und Kopf nach unten, indem du die Schultern senkst.

SIEHE S. 49 DER HERABSCHAUENDE HUND BEIM SONNENGRUß

DYNAMISCHE VARIANTE

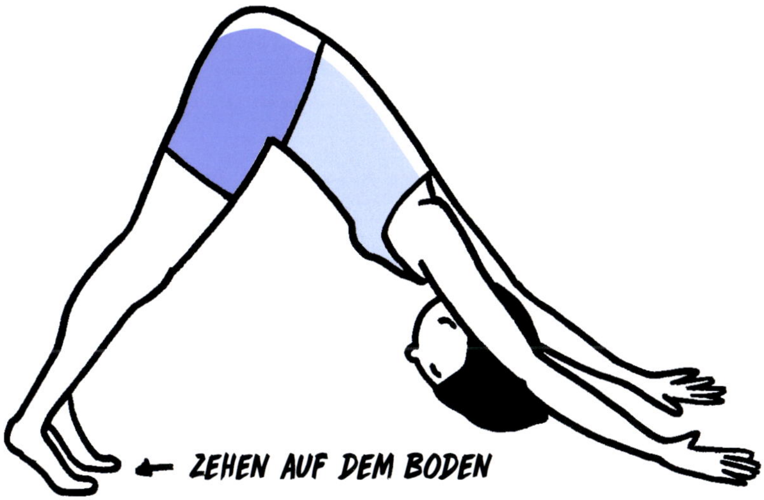

Gleiche Position. Stelle die Zehen auf. Führe bei jedem Ausatmen eine Ferse Richtung Boden. Spüre die Dehnung der Beinrückseite. Bringe beim Einatmen die Ferse wieder in die Ausgangsposition. Bei jedem Ausatmen den Fuß wechseln.

WIRKUNG

Dehnt und entspannt den Rücken, dehnt die Beinrückseite, stärkt den oberen Rücken, die Schultern und die Arme.

GEGENANZEIGEN

BANDSCHEIBENVORFALL, HERZPROBLEME, SCHILDDRÜSENÜBERFUNKTION, NIEDRIGER BLUTDRUCK (HYPOTONIE)

DIE BEDEUTUNG DES ATEMS

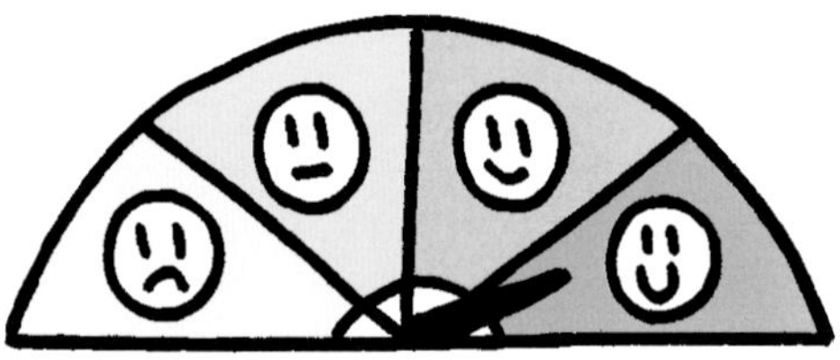

DIE ATMUNG
ist an unser Nervensystem gekoppelt,
sie ist der Spiegel unserer Gedanken und Emotionen.

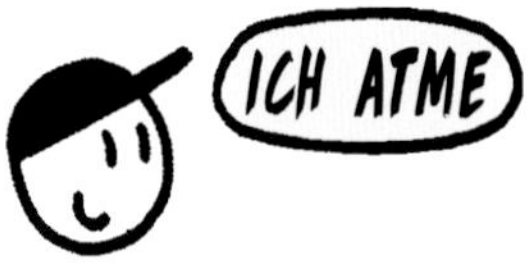

ES IST WICHTIG, SEINE ATMUNG BEOBACHTEN und deuten zu können. Sie so anzunehmen, wie sie im Moment ist, ist eine Kunst, die Übung erfordert.

DIE BAUCHATMUNG ist die Entspannungsatmung. So atmen wir im Schlaf und im frühen Kindesalter. Leider verlernen wir es im Laufe der Zeit.

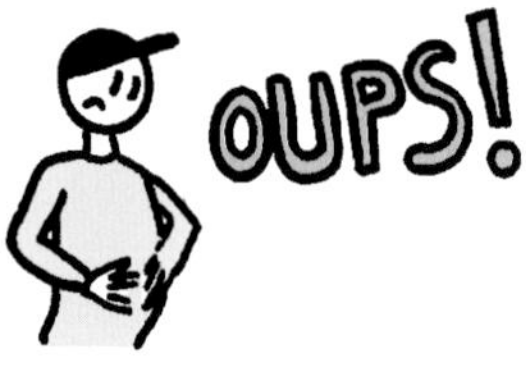

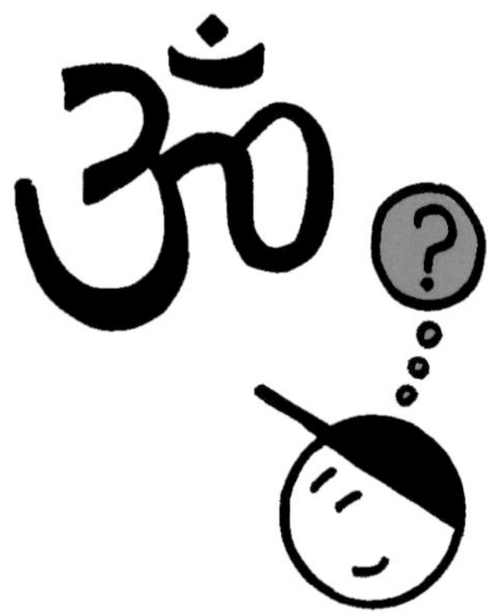

DAS KONZEPT VON DER LEBENSENERGIE IST DEN MENSCHEN DER WESTLICHEN WELT FREMD.
IN INDIEN UND ASIEN WIRD HÄUFIG DARAUF BEZUG GENOMMEN.

DIE ATMUNG

Wir können einige Monate ohne Tageslicht überleben, einige Wochen ohne Nahrung, einige Tage ohne Wasser, aber nur wenige Minuten ohne zu atmen.

- Der Atemzyklus besteht darin, sauerstoff- und stickstoffhaltige Luft einzuatmen und kohlendioxidhaltige Luft auszuatmen.
- Der Gasaustausch erfolgt über die Lunge bzw. Abertausende Lungenbläschen. Würde man sie auf dem Boden ausbreiten, würden sie die Fläche eines Tennisplatzes bedecken. Von der Sauerstoffaufnahme hängt die Versorgung des Blutes, des Gehirns und des Körpergewebes ab: Yogapositionen und -atemübungen verbessern die Sauerstoffaufnahme.
- Die bewusste Atmung reguliert den Herzschlag, reinigt die Atemwege, hat einen positiven Effekt auf Blutgefäße und Körperzellen, stärkt die Ausdauer und beruhigt den Geist. Der Sauerstoffbedarf des Gehirns macht 20 Prozent des Gesamtbedarfs aus. Im Gehirn kann die bewusste Atmung die Konzentration fördern und die Kreativität erhöhen.
- Die Atmung ist an unser Nervensystem gekoppelt, sie ist der Spiegel unserer Gedanken und Emotionen. Auch wenn es vieler Übungsstunden bedarf, die Art, wie wir atmen, zu verändern, führt bereits die Arbeit daran erwiesenermaßen zu mehr Gelassenheit.
- Es ist wichtig, seine Atmung zu beobachten und sie deuten (verstehen) zu können. Sie anzunehmen, wie sie im Moment ist, ist eine Kunst, die Übung erfordert. Versuche einmal, deine Atmung mit Bildern in Verbindung zu bringen, die in dir positive Gefühle hervorrufen. Stell dir zum Beispiel einen Lichtstrahl vor, der beim Einatmen über die Nase in dich hineinfällt, sich beim Ausatmen im gesamten Körper ausbreitet und für klares Denken und Entspannung sorgt. Eine Meditationsübung, die überall und jederzeit praktiziert werden kann, vor allem natürlich während einer Yogastunde.

DIE WECHSELATMUNG

Ziel der Wechselatmung, im Sanskrit „Anuloma Viloma", ist es, die beiden Seiten des Körpers auszubalancieren. Sie ist besonders geeignet, um sich vor dem Schlafengehen oder nach der Yogastunde zu entspannen.

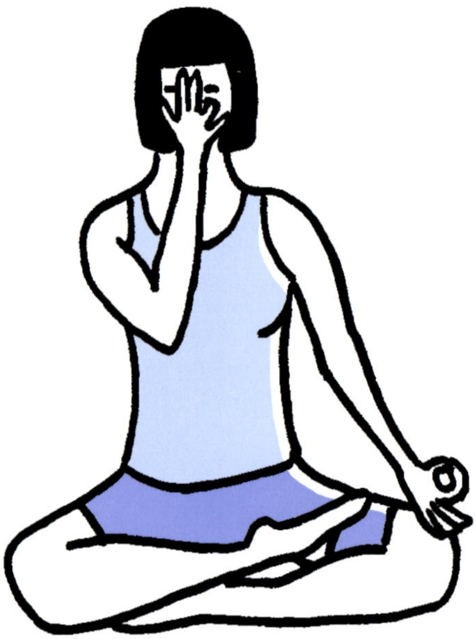

TIPP

Versuche, nach und nach die Ausatmungsphase zu verlängern, bis sie mindestens eineinhalbmal so lang ist wie die Einatmungsphase. Versuche dann auch die Atempause zu verlängern, bis auch diese Phase mindestens eineinhalbmal so lang ist wie die Einatmungsphase.

Setze dich im Schneidersitz und halte den Rücken natürlich gerundet. Entspanne Gesichts-, Schulter- und Bauchmuskulatur.

Lege den linken Handrücken auf deinen linken Oberschenkel, führe Daumen und Zeigefinger zusammen und öffne die restlichen Finger ohne zu verkrampfen.

Lege die Spitzen von Zeige- und Mittelfinger der rechten Hand zwischen den Augenbrauen auf die Stirn.

Schließe mit dem Daumen der rechten Hand das rechte Nasenloch und beuge Ring- und kleinen Finger.

Atme durch das linke Nasenloch ein, verweile einige Sekunden mit gefüllter Lunge.

Schließe mit dem Ringfinger deiner rechten Hand das linke Nasenloch und atme langsam durch das rechte Nasenloch aus.

Verweile einige Sekunden mit geleerter Lunge und atme durch das rechte Nasenloch ein und durch das linke wieder aus und so weiter. Wechsle bei jedem Ausatmen das Nasenloch.

LERNE ZU ATMEN

DIE BAUCHATMUNG

Bei der Bauchatmung geht es darum, die Beweglichkeit des Zwerchfells zu verbessern, die Intensität seiner Bewegung zu verstärken und gleichzeitig die Bauchorgane zu massieren.

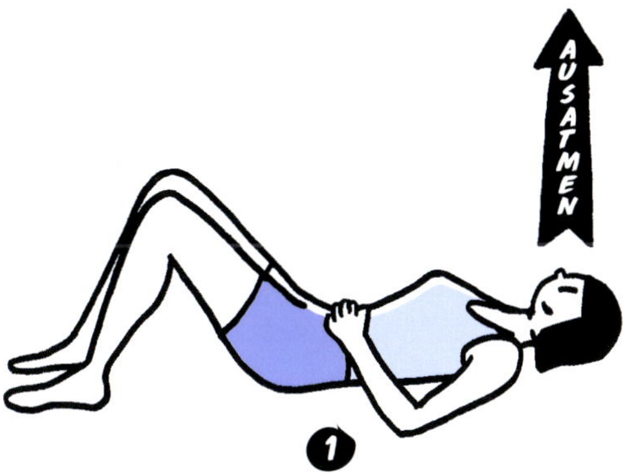

Es ist möglich diese Atmung im Sitzen zu praktizieren. Sie lässt sich sogar diskret im Alltag einsetzen, beispielsweise um während eines anstrengenden Vorstellungsgesprächs zu entspannen ...

Lege dich auf den Rücken. Die Hände liegen links und rechts vom Bauchnabel. Atme langsam aus und ziehe dabei den Bauch ein. Verweile einige Sekunden mit leerer Lunge und drücke dabei den unteren Rücken in den Boden.

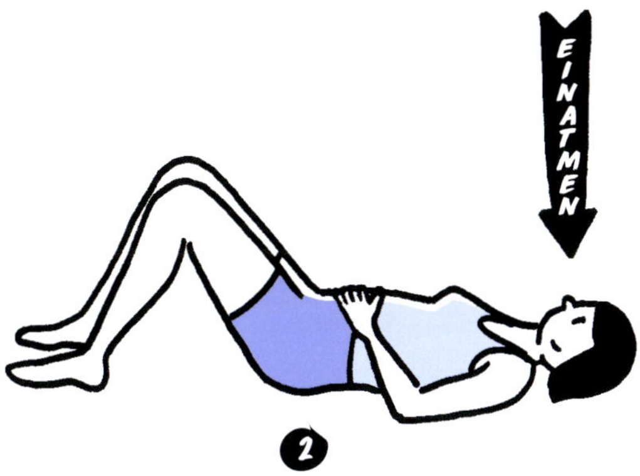

Atme ein und fülle den Bauch mit etwas Luft. Spüre dabei die Ausdehnung in alle Richtungen. Verweile einige Sekunden mit gefüllter Lunge. Atme aus und beginne von vorne. Versuche, einen natürlichen Rhythmus zu finden und beizubehalten.

WIRKUNG

Die Bauchatmung massiert und stimuliert die Beckenorgane, versorgt sie mit Sauerstoff, stimuliert das parasympathische System, reduziert Verspannungen, verlangsamt den Herzschlag und senkt den Blutdruck. Außerdem wirkt sie gegen Verstopfung und erleichtert die Verdauung.

LERNE ZU ATMEN

DIE VOLLE YOGAATMUNG

Die volle Yogaatmung, manchmal auch nur Yogaatmung genannt, befreit Körper und Geist von überflüssigen Spannungen und erfrischt sie. Sie wirkt entspannend und belebend zugleich. Wende sie täglich beim Aufstehen oder Zubettgehen an oder wann immer du ein Bedürfnis danach hast.

→ Übe die Langsamkeit. Versuche, mindestens zehn Atemzüge lang alles, was in dir und um dich herum geschieht, bewusst wahrzunehmen.

Die volle Yoga-Atmung umfasst alle drei Ebenen der Atmung:

- **Bauch**: unterhalb des Bauchnabels
- **Brustkorb**: zwischen Bauchnabel und Zwerchfell. Reguliert Stoffwechsel, Leber, Magen, Milz und Nieren.
- **Schlüsselbeine**: über dem Zwerchfell. Massiert Herz und Lunge, aktiviert die Durchblutung.

1

Lege dich auf den Rücken. Atme langsam ein und fülle dabei den Bauch etwas mit Luft. Führe anschließend die Luft über den Brustkorb bis zu den Schlüsselbeinen hoch. Dabei öffnet sich dein Brustkorb und die Schlüsselbeine heben sich. Verweile einige Sekunden mit gefüllter Lunge.

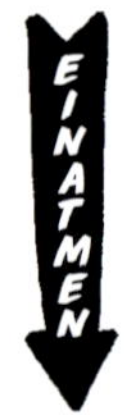

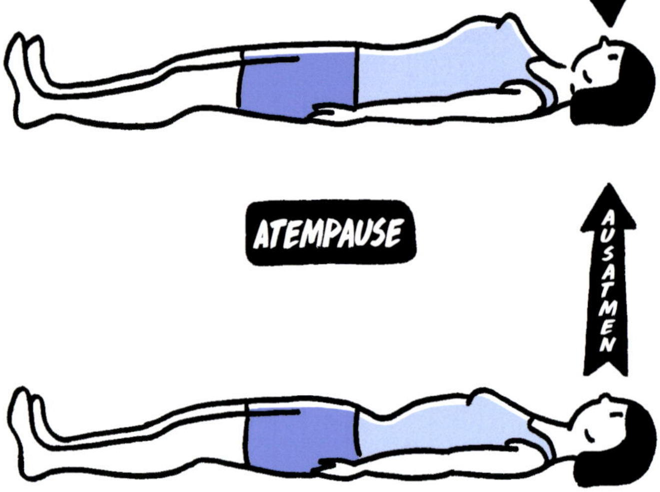

2

Atme langsam aus, indem du zuerst den Bauch einziehst, dann den Brustkorb und anschließend den oberen Brustbereich leerst. Verweile einige Sekunden mit leerer Lunge. Beginne von vorne.

LERNE ZU ATMEN

KAPALABHATI

Manchmal auch Schnellatmung genannt. Vorsicht vor den zahlreichen Varianten, die manchmal ungenau erklärt werden. Am besten am Morgen nüchtern praktizieren, drei Durchgänge à einer Minute mit einer kleinen Pause zwischen den Durchgängen.

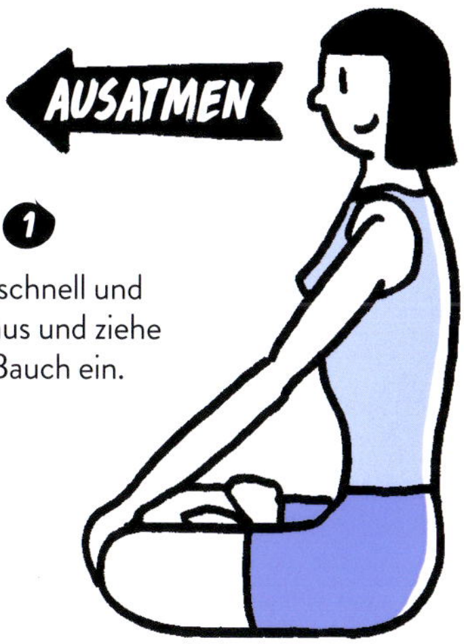

1

Atme schnell und kräftig aus und ziehe den Bauch ein.

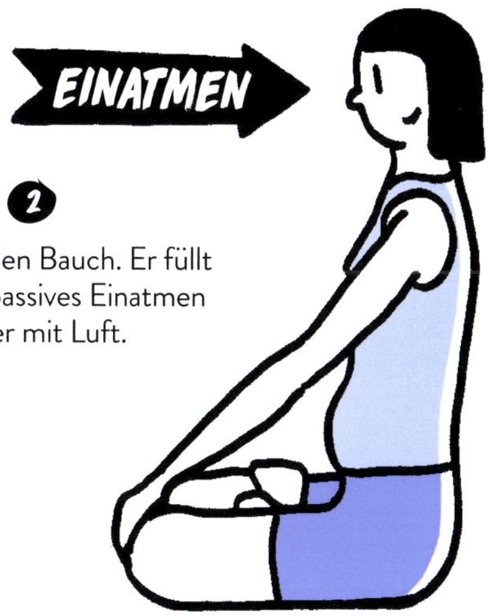

2

Entspanne den Bauch. Er füllt sich durch passives Einatmen wieder mit Luft.

→ Im bequemen Schneidersitz üben.

Finde deinen eigenen Rhythmus, in dem du die Übung idealerweise eine Minute durchhältst. (Entwickle dich langsam dahin.)

Diese Art der Atmung fördert das Wohlbefinden und hat viele positive Effekte. Sie durchblutet Gehirn und Becken und versorgt sie mit Sauerstoff, erhöht die Lungenkapazität, massiert das Herz, stärkt Zwerchfell und Atemmuskulatur. Kapalabhati („strahlender Kopf") bewirkt einen Temperaturanstieg im Bereich der Stirn- und Nasennebenhöhlen, das hält Krankheitserreger fern bzw. bekämpft sie. Nicht nur die Gehirnzellen werden aktiviert, auch der Haarwuchs. Man sagt sogar, es wirke gegen Fältchen!

ACHTUNG!

WENN DIR SCHWINDELIG ODER SCHLECHT WIRD, führst du die Übung zu schnell oder zu intensiv aus. Diese Atmung ist sehr kraftvoll und kann zu Hyperventilation führen. Das ist nicht schlimm, aber du solltest in diesem Fall aufhören und dich beruhigen. Übe dann langsamer und weniger energisch.

LEBENSENERGIE

LEBENSENERGIE

Die Vorstellung von der Lebensenergie ist im westlichen Kulturkreis nicht verbreitet. In Indien und Asien ist der achtsame Umgang mit ihr ein hohes Gut.

AYURVEDA
Die „Wissenschaft vom Leben“ ist eine uralte indische Gesundheitslehre. Im System des Ayurveda ist alles Energie.

PRANA Ist die (Lebens-)Energie, die in Luft, Wasser, Sonnenlicht und Essen enthalten ist. Die gesamte Schöpfung hat ihren Ursprung in dieser Energie, vom Grashalm bis zum Felsen, von den Tieren bis zum Menschen.

IM MENSCHEN fließt die Lebensenergie in Bahnen (ähnlich den Meridianen in der traditionellen chinesischen Medizin), die „Nadis“ genannt werden. Gesundheit hängt von einem guten Energiefluss im Körper ab. Gibt es ein Energiedefizit, einen Stau oder einen Energieüberschuss, beeinträchtigt das die Gesundheit.

Einige Atemtechniken dienen dazu, diesen Energiefluss zu stimulieren, auszugleichen oder zu beruhigen.

ABFOLGEN

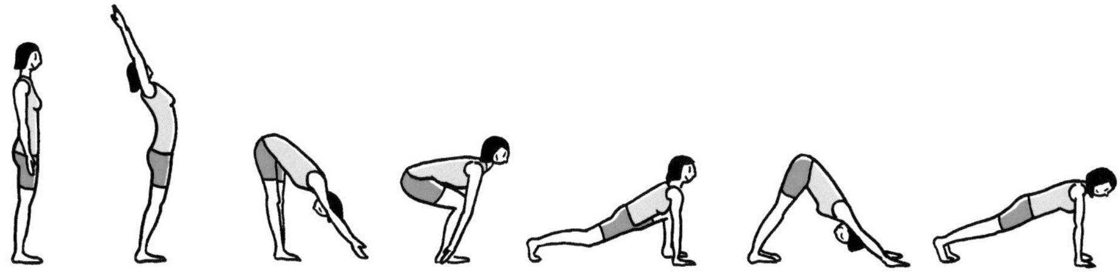

DER SONNENGRUSS besteht aus zwölf Positionen, die in einem harmonischen Fluss ineinander übergehen.

MIT YOGA KANNST DU DIE WIRBELSÄULE SANFT LOCKERN UND MIT POSITIONEN UND ABFOLGEN DEINE HALTUNG KORRIGIEREN.

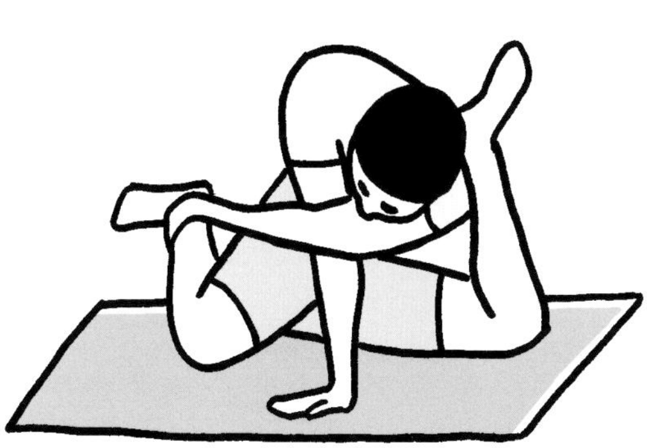

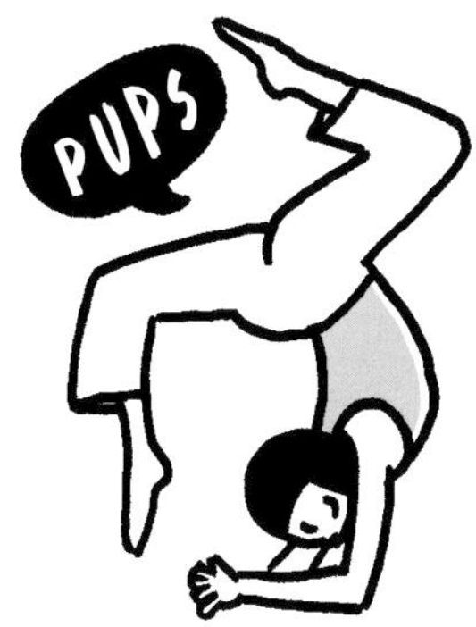

POSITIONEN UND ATEMÜBUNGEN KÖNNEN DIE VERDAUUNG VERBESSERN.

EIN GUTER ANFANG

DER SONNENGRUSS

Der Sonnengruß ist eine Abfolge aus zwölf Positionen, die ineinander übergehen. Er lockert den Körper, aktiviert die Muskulatur und wird am besten zu Beginn der Yogastunde als Einstieg und Erwärmmung ausgeführt. Jede Position gleicht die vorhergehende aus. Das Erlernen der Abfolge erfordert Zeit. Teile ihn dazu in mehrere Abschnitte ein und übe diese einzeln. Der Sonnengruß sollte anfangs langsam und nicht häufiger als zweimal durchgeführt werden. Nach und nach kannst du die Anzahl der Wiederholungen und das Tempo steigern. Taste dich langsam und respektvoll heran. Der Sonnengruß ist eine Art Gebet, ein Dank.

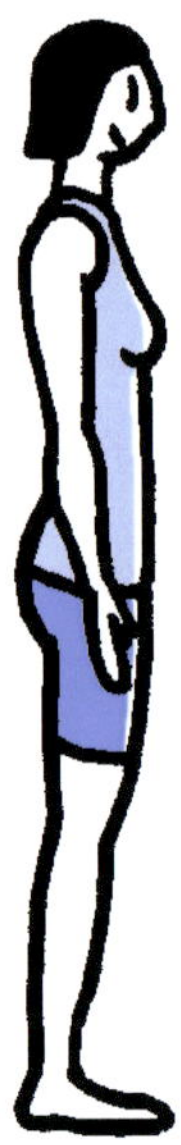

1

Stelle dich aufrecht hin. Füße zusammen. Nimm die Hände auf die Seite und dann vor die Brust. **Atme aus.**

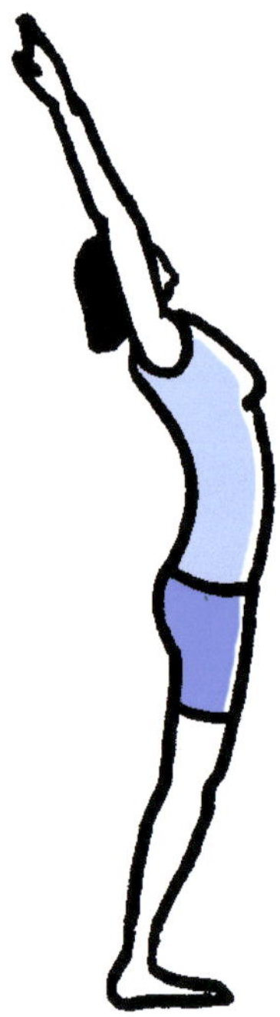

2

Atme ein. Führe die Arme nach oben. Schiebe dabei das Becken nach vorne und beuge den Oberkörper leicht nach hinten. Der Nacken ist lang, die Knie sind locker.

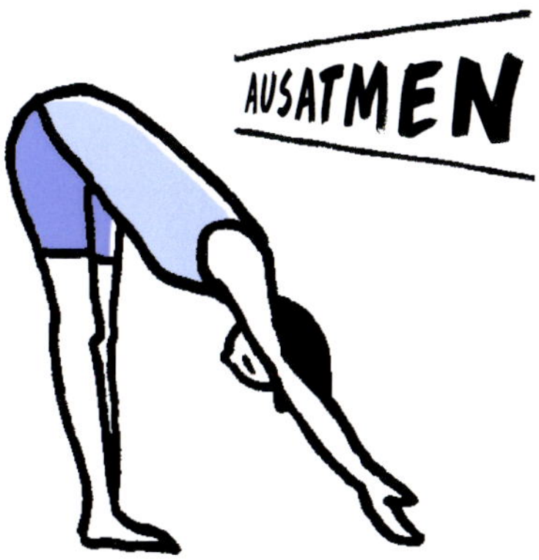

3

Atme aus. Beuge dich nach vorne und lasse den Rumpf sinken. Stelle die Hände schulterbreit neben die Füße.

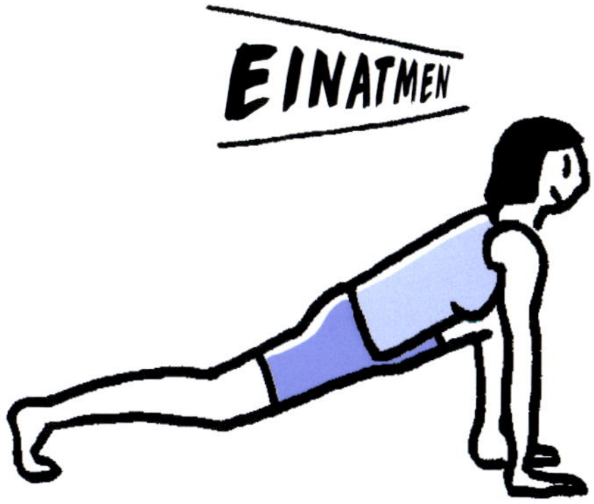

4

Atme ein. Hände bleiben auf dem Boden. Führe das rechte Bein weit nach hinten. Stütze dich mit Knie und Zehen ab. Richte dich auf und schaue nach vorne.

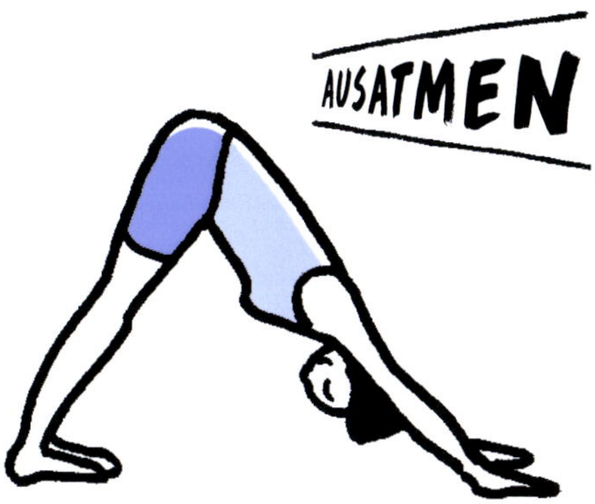

5

Atme aus. Führe nun auch das linke Bein nach hinten. Strecke beide Beine, hebe das Becken und schiebe es nach hinten. Streck die Arme lang aus und drücke die Fersen in den Boden. Die Schultern ziehen von den Ohren weg, der Kopf hängt locker.

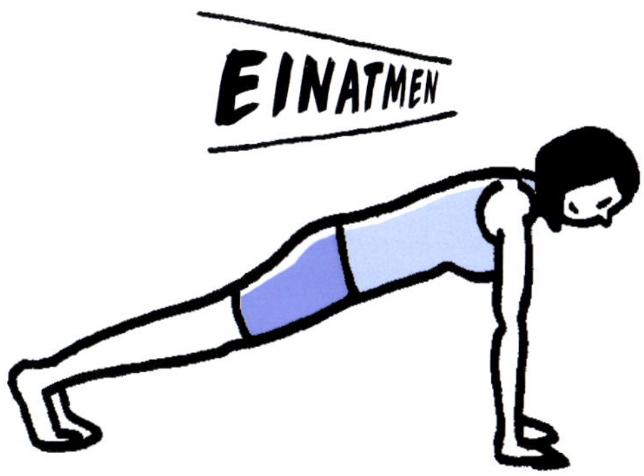

6

Atme ein. Schiebe das Becken nach unten. Dein Körper bildet von der Schädeldecke bis zu den Zehen eine gerade Linie.

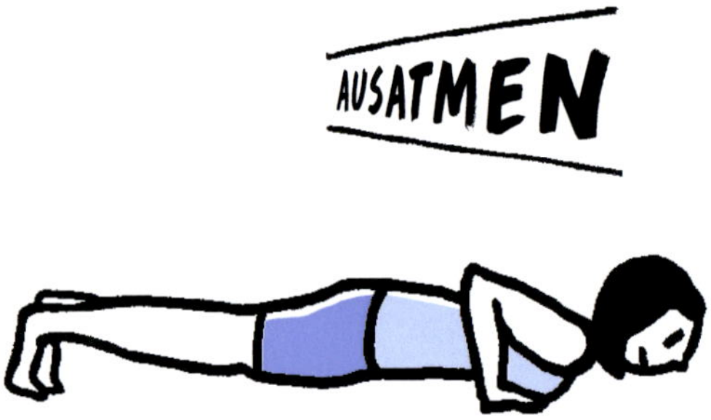

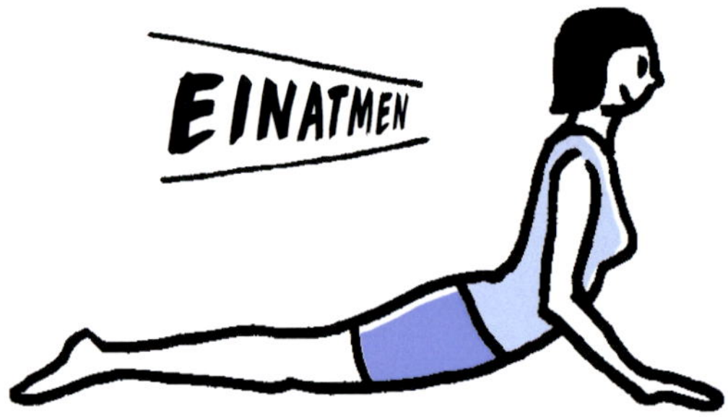

7

Atme aus. Setze dich auf die Fersen. Öffne die Ellenbogen, ohne die Hände zu versetzen. Senke den Köper ab, halte die Spannung und tauche durch die Arme nach vorne. Lege den Körper ab. Die Stirn bleibt über dem Boden.

8

Atme ein. Drück die Hände in den Boden. Dabei strecken sich die Arme, Kopf und die Brust heben sich.

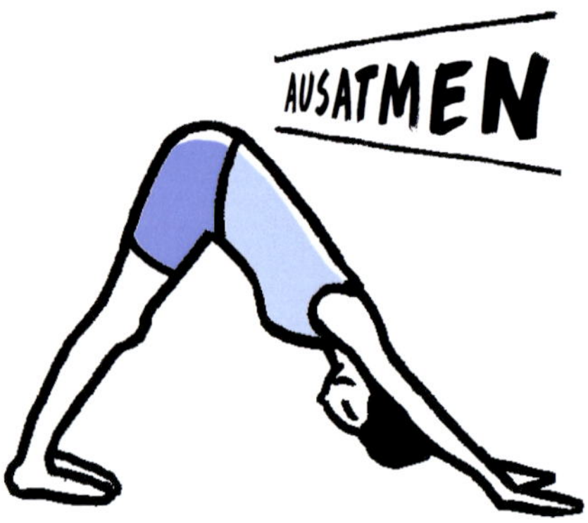

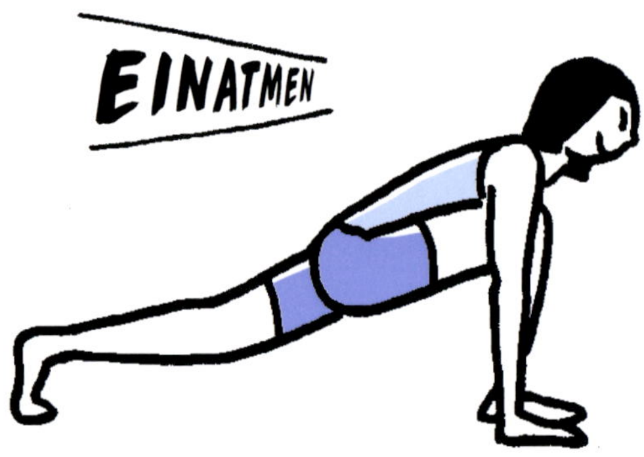

9

Atme aus. Führe Kopf und Oberkörper nach unten. Strecke die Arme, hebe die Hüften und schiebe sie nach hinten. Dein Körper bildet wieder ein umgedrehtes V (wie in Schritt 5).

10

Atme ein. Bringe den rechten Fuß nach vorne zwischen die Hände, das linke Knie zeigt Richtung Boden. Richte dich auf und schaue nach vorne.

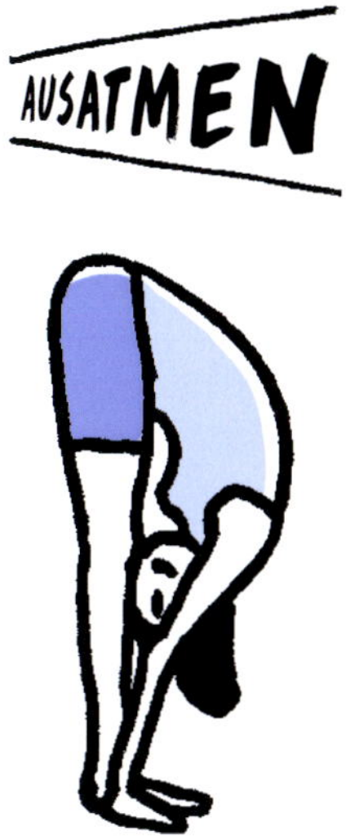

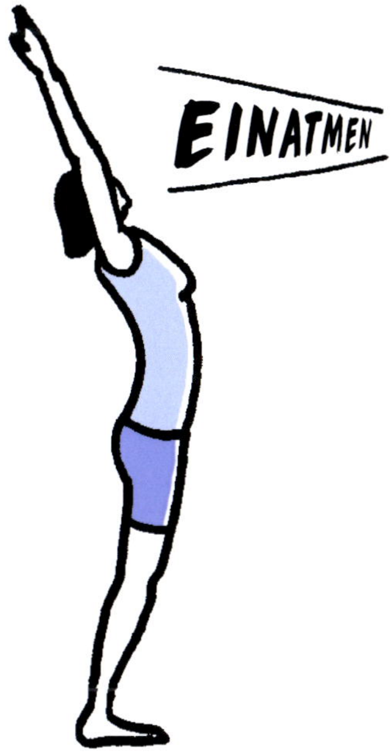

11

Atme aus. Stelle das linke Bein neben das rechte. Die Hände bleiben auf dem Boden. Senke den Oberkörper Richtung Beine.

12

Atme ein. Richte deinen Körper auf. Die Knie sind locker. Führe die Arme nach oben und beuge den Oberkörper nach hinten.

Atme aus. Komme zurück in den aufrechten Stand. Senke die Arme über die Seiten nach unten und lass sie locker neben dem Körper hängen. Mach eine Pause, damit sich deine Atmung wieder beruhigt. Bei der Wiederholung führst du das linke Bein nach hinten (Schritt 4) und den linken Fuß nach vorne (Schritt 10).

WIRKUNG

Lockert Wirbelsäule, Schultergelenke, Hüften, Handgelenke und Knöchel. Aktiviert Lebensenergie, Durchblutung und Atmung. Der Wechsel zwischen Beugung und Dehnung wärmt und reinigt den Körper bis in seine innersten Schichten. Begreife den Sonnengruß als Ritual, das deinen Körper energetisiert und auf weitere Positionen vorbereitet..

SCHNELLE HILFE

ABFOLGE GEGEN RÜCKENSCHMERZEN

Die Wirbelsäule ist die zentrale Achse des Körpers. Sie hält den Körper in Balance und sorgt für Stabilität. Yoga kann helfen, die Wirbelsäule sanft zu lockern und die Haltung durch geeignete Positionen und Übungen zu korrigieren.

DIE BRÜCKE

SIEHE S. 14

Wiederhole die dynamische Variante der Brücke mindestens dreimal. Verharre dann mindestens sechs Atemzüge lang in der statischen Position.

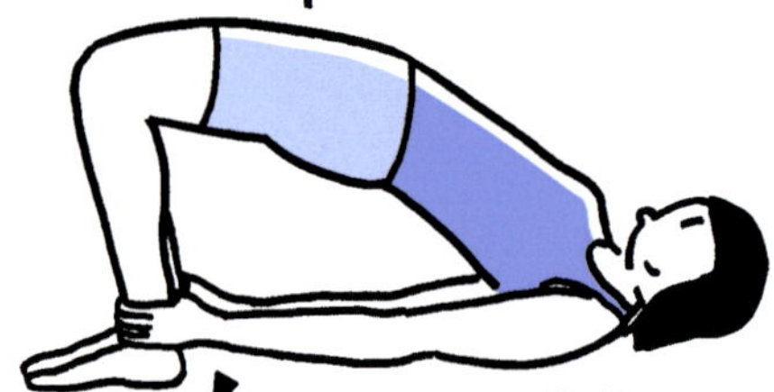

DER FISCH

SIEHE S. 30

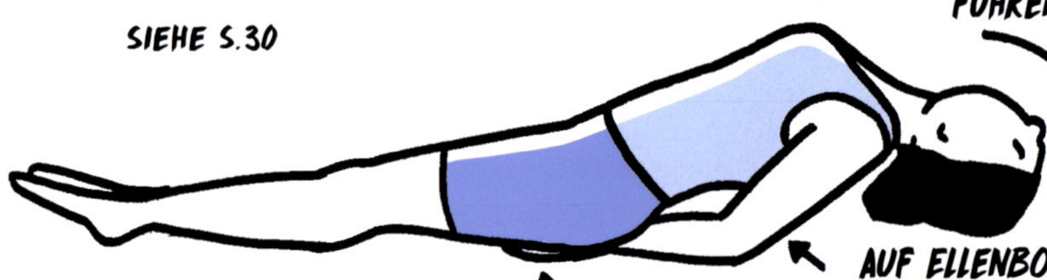

DIE POSITION, DIE VON WIND BEFREIT

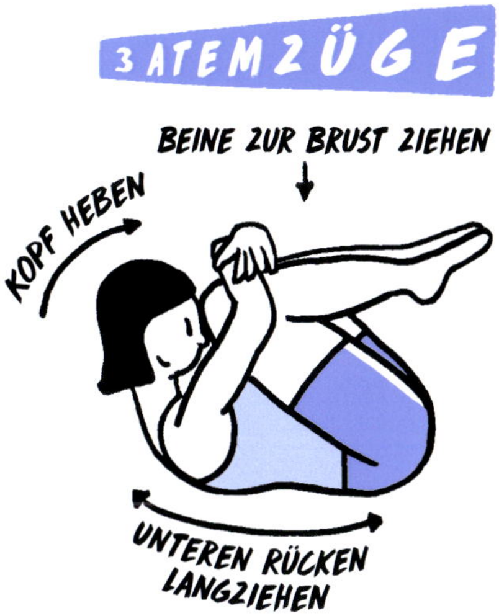

Lege dich auf den Rücken. Zieh die Beine zur Brust, umfasse sie mit den Armen und drücke sie gegen den Bauch, um den unteren Rücken langzuziehen. Hebe den Kopf und bringe die Stirn Richtung Knie.

Halte die Position mindestens drei Atemzüge lang. Lege anschließend den Kopf wieder ab. Wiege dich mehrmals von rechts nach links, um den Rücken zu massieren.

DIE KATZE

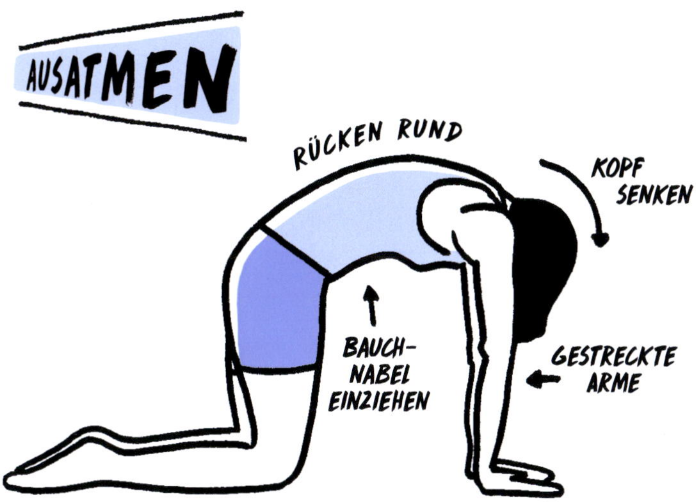

Gehe in den Vierfüßlerstand. Arme und Oberschenkel sind parallel.

Atme aus. Führe das Kinn zur Brust. Ziehe den Bauchnabel ein und mache den Rücken rund. Steißbein zeigt zum Boden, Arme sind gestreckt.

Atme ein. Gehe behutsam ins Hohlkreuz und schaue nach vorne. Mindestens sechs Atemzüge lang im Wechsel wiederholen.

DAS BOOT

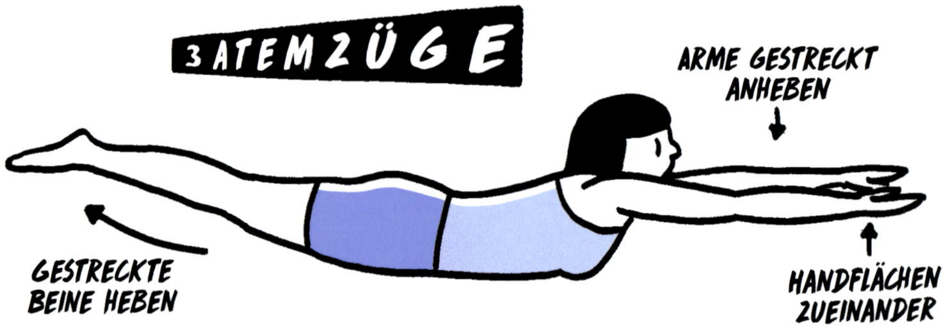

Lege dich auf den Bauch. Arme sind nach vorne ausgestreckt. Stirn zeigt zum Boden. Drücke dein Schambein gegen den Boden, um den unteren Rücken lang zu machen. Beine sind zusammen und gestreckt. Hebe die Arme parallel zum Boden. Die Handflächen zeigen zueinander. Führe nun die gestreckten Beine nach oben. Verharre mindestens drei Atemzüge lang in dieser Position. Danach lösen. Fäuste unter den Bauch legen, Kopf auf eine Seite drehen, Ohr am Boden.

GEGENANZEIGEN

BANDSCHEIBENVORFALL

DAS KIND

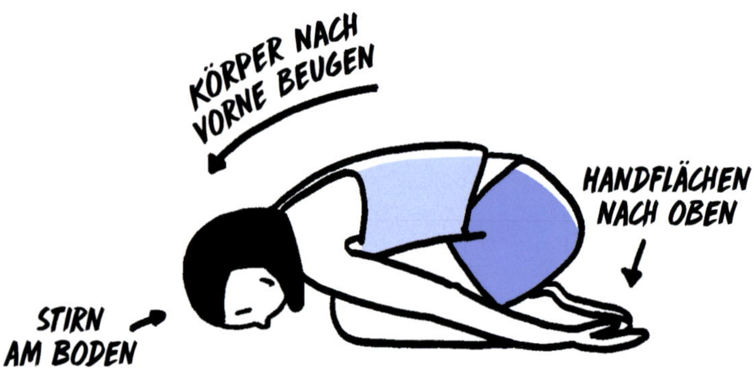

KÖRPER NACH VORNE BEUGEN
HANDFLÄCHEN NACH OBEN
STIRN AM BODEN

Setze dich auf die Fersen. Füße lang, Arme neben dem Körper. Beuge deinen Oberkörper nach vorne, lege die Stirn auf den Boden und die Arme eng neben den Körper. Die Handflächen zeigen nach oben. Lockere beim Einatmen den Rücken, um die hintere Lungenpartie mit Sauerstoff zu versorgen. Beim Ausatmen vollständig entspannen.

DIE VORWÄRTSBEUGE AUS DEM STAND

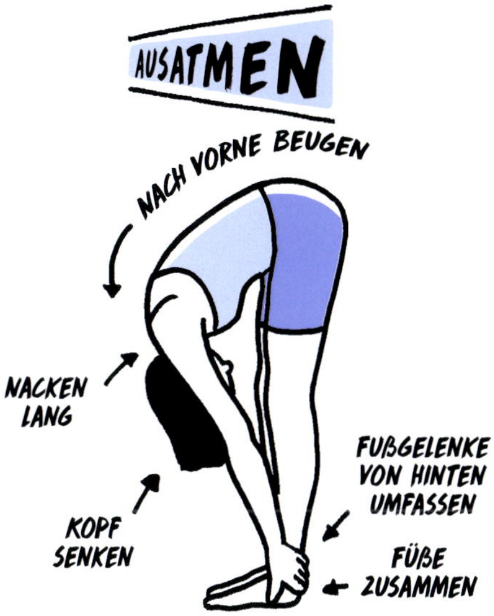

Stelle dich aufrecht hin.
Füße sind zusammen.
Atme ein. Führe deine Arme nach oben und strecke dich. Drücke dabei die Füße in den Boden.
Atme aus. Beuge dich in der Hüfte nach vorne. Der Rücken ist gerade. Umfasse die Fußgelenke von hinten. Beuge die Arme, um den Rücken langzuziehen. Führe den Kopf so weit es geht nach unten und bringe die Stirn zu den Knien. Richte dich dann Wirbel für Wirbel wieder auf.

KAPALABHATI

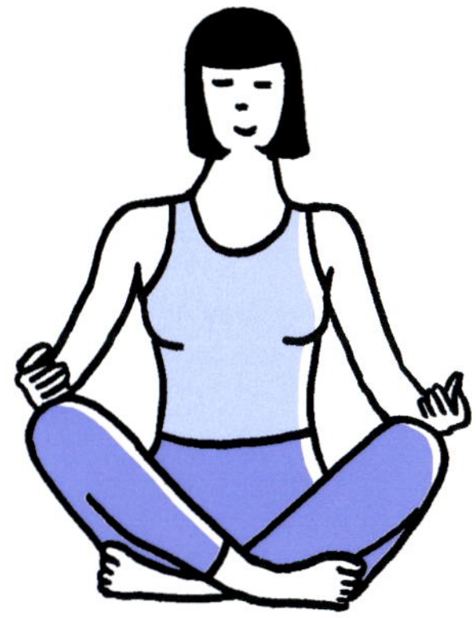

Drei Durchgänge à einer Minute, die du jedes Mal mit einer Atempause bei gefüllter Lunge beendest. Währenddessen spannst du den Beckenboden an („Mula Bandha“).

DER DREHSITZ

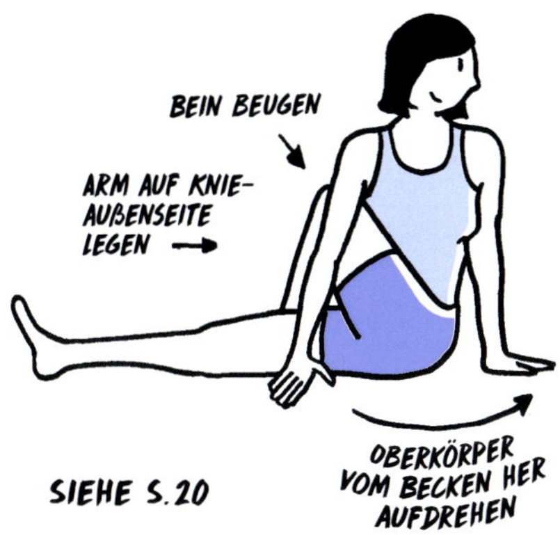

SIEHE S.20

Zum Abschluss lege dich auf den Boden, die Beine senkrecht an eine Wand gelehnt. Strecke die Arme gerade nach hinten aus oder lege sie in Kerzenhalterposition (die Ellenbogen bilden einen rechten Winkel) neben den Schultern ab. Verharre einen Moment in dieser Position und spüre deine Atmung. Entspanne dabei Gesicht, Schultern, Rücken und Bauch. Spüre dem Gefühl nach, ganz bei dir selbst zu sein, und versuche, es über die Yogastunde hinaus beizubehalten.

SCHNELLE HILFE

ABFOLGE GEGEN BAUCHSCHMERZEN

Yoga wirkt auf den ganzen Körper. Da der Rücken und die inneren Bauchorgane miteinander in Verbidnung stehen, verbessern Rückenübungen auch deine Verdauung.

DIE POSITION, DIE VON WIND BEFREIT

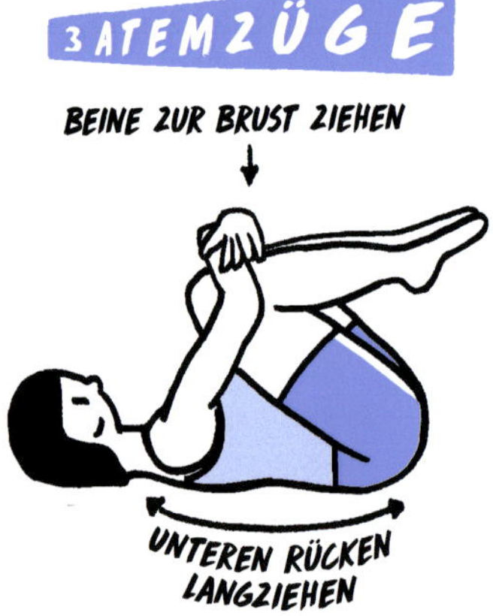

3 ATEMZÜGE
BEINE ZUR BRUST ZIEHEN
UNTEREN RÜCKEN LANGZIEHEN

Lege dich auf den Rücken. Ziehe die Beine zur Brust und umfasse sie mit beiden Armen.

Atme aus. Drücke mit den Händen die Oberschenkel zum Bauch.

Atme ein. Hebe die Knie und bewege sie von der Brust weg. Die Beine bleiben angewinkelt, die Hände umfassen weiterhin die Knie.

Diese Übungen mindestens fünfmal langsam durchführen.

DIE DREHUNG IM LIEGEN

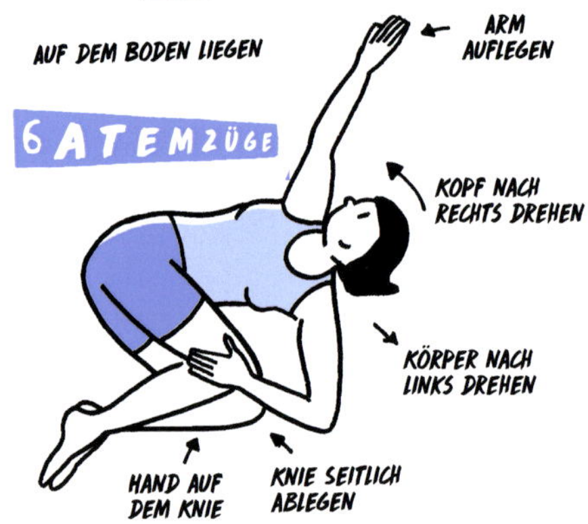

AUF DEM BODEN LIEGEN
ARM AUFLEGEN
6 ATEMZÜGE
KOPF NACH RECHTS DREHEN
KÖRPER NACH LINKS DREHEN
HAND AUF DEM KNIE
KNIE SEITLICH ABLEGEN

Lege dich auf den Boden. Arme sind auf einer Linie seitlich ausgestreckt. Ziehe deine Knie zur Brust. Drehe den Körper nach links und den Kopf nach rechts. Lege deine linke Hand auf das rechte Knie und führe die Beine sanft Richtung Boden. So verstärkst du die Dehnung.

Verharre mindestens sechs Atemzüge in dieser Position. Das verstärkt die Atmung in den rechten Lungenflügel. Danach die Seite wechseln.

DIE BRÜCKE

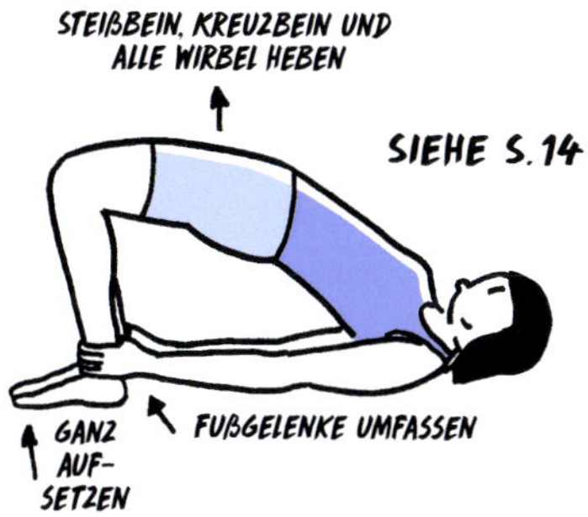
STEIẞBEIN, KREUZBEIN UND ALLE WIRBEL HEBEN
SIEHE S. 14
GANZ AUF-SETZEN
FUẞGELENKE UMFASSEN

Beginne mit der dynamischen Variante.

DIE KATZE

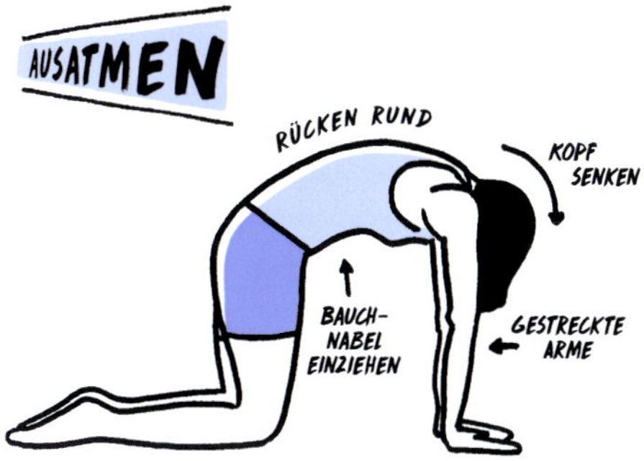
AUSATMEN
RÜCKEN RUND
KOPF SENKEN
BAUCH-NABEL EINZIEHEN
GESTRECKTE ARME

SIEHE S. 53

VARIANTE DER KATZE

So ahmst du die Streckbewegungen der Katze nach:
Hebe beim Ausatmen das rechte Knie und führe es zur Stirn. Strecke das Bein beim Einatmen nach hinten aus und hebe es so weit es geht. Mindestens fünfmal wiederholen. Danach fünf Atemzüge lang das Bein nach hinten ausgestreckt halten. Mit dem anderen Bein wiederholen.

DER HUND

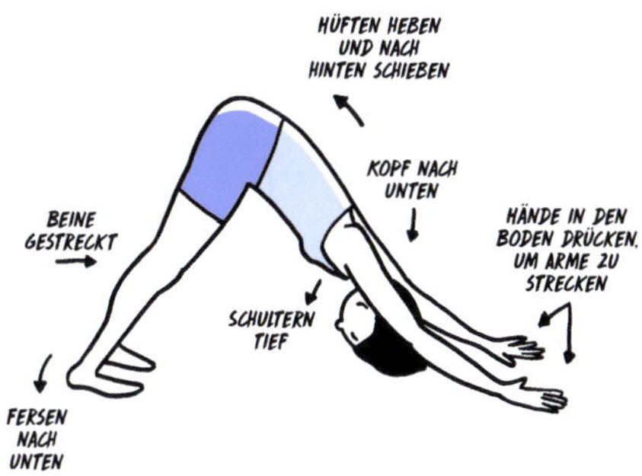
HÜFTEN HEBEN UND NACH HINTEN SCHIEBEN
KOPF NACH UNTEN
BEINE GESTRECKT
HÄNDE IN DEN BODEN DRÜCKEN, UM ARME ZU STRECKEN
SCHULTERN TIEF
FERSEN NACH UNTEN

SIEHE S. 38

DER HELDENSITZ

Gehe in den Kniestand. Oberkörper ist gerade, Knie nahe beieinander. Öffne die Füße ein wenig und beuge den Oberkörper aus der Hüfte nach vorn. Lege deine Hände auf die Waden und setze dich zwischen deine Füße. Drehe dabei die Wadenmuskeln mit den Händen nach außen. Falls nötig, lege ein Kissen zwischen die Füße. Dann die Handrücken auf den Oberschenkeln ablegen. (Diese Position erleichtert die Verdauung.)

DIE HEUSCHRECKE

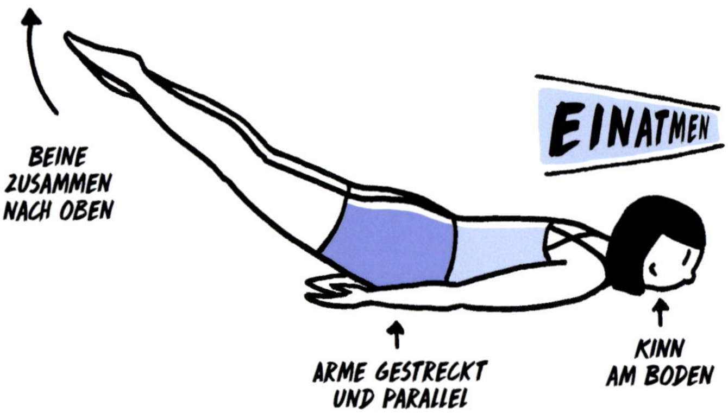

WIRKUNG

Stärkt den Rücken, massiert Leber und Nieren.

GEGENANZEIGEN

ENTZÜNDUNG IM LENDEN- ODER HALSBEREICH, HERZPROBLEME

Lege dich auf den Bauch. Führe die Arme gestreckt unter deinen Körper. Die Hände zu Fäusten ballen, Handrücken zeigen nach unten. Die Knie liegen am Boden. **Atme ein.** Hebe dein rechtes Bein, stütze dich dabei auf die Hände. **Atme aus.** Senke das rechte Bein wieder. Wiederholen. Danach das Gleiche mit dem anderen Bein wiederholen. **Im Anschluss statische Position halten.** Führe beide Beine zusammen nach oben und spanne dabei den unteren Rücken an.

DER BOGEN

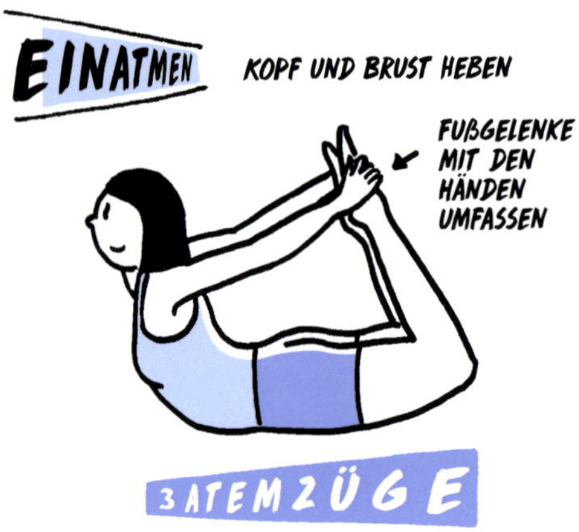
EINATMEN
KOPF UND BRUST HEBEN
FUßGELENKE MIT DEN HÄNDEN UMFASSEN
3 ATEMZÜGE

SIEHE S. 18

DIE KOBRA

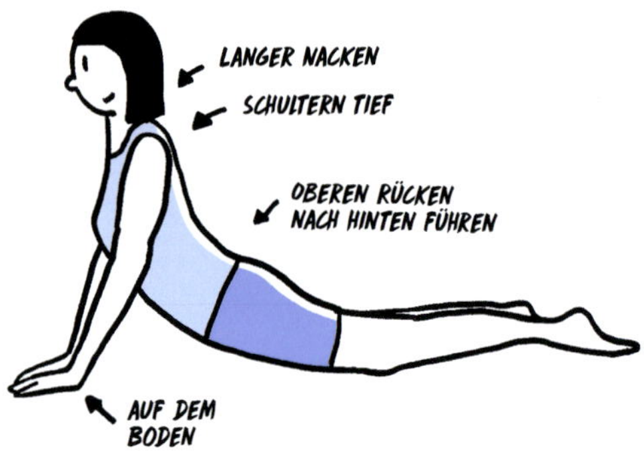

SIEHE S. 32

DAS KIND

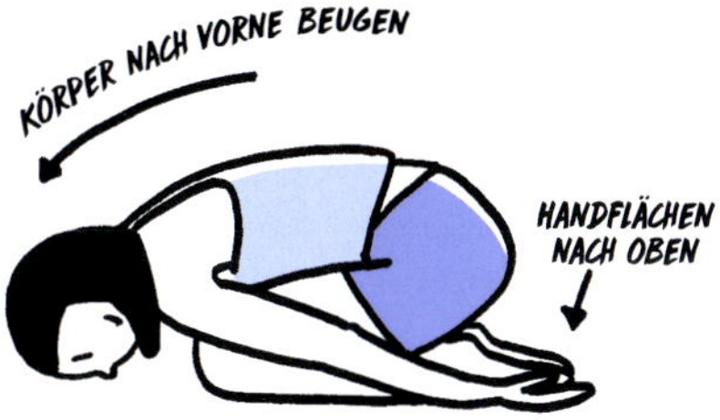

SIEHE S. 54

DIE VORWÄRTSBEUGE IM SITZEN

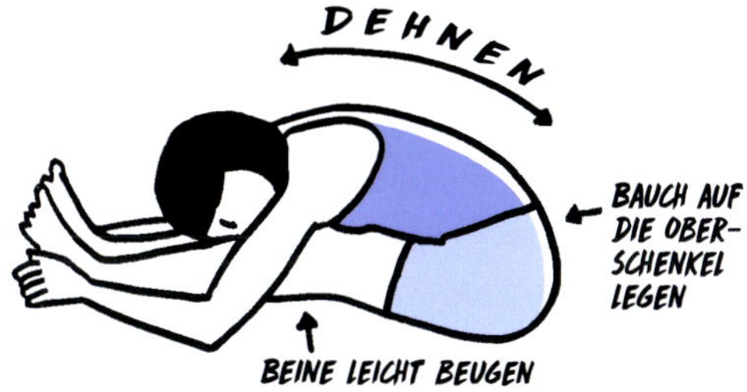

SIEHE S. 16

DER DREHSITZ

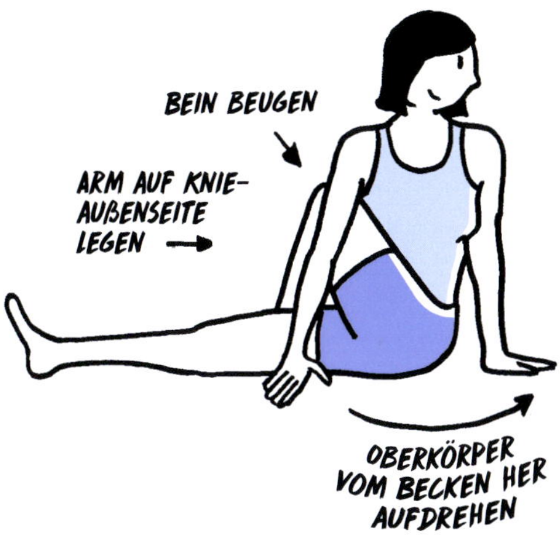

SIEHE S. 20

KAPALABHATI

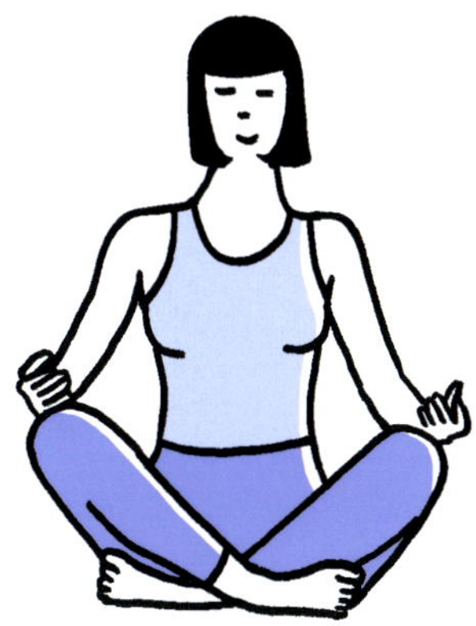

SIEHE S. 45
Drei Durchgänge à einer Minute.

Beende die Abfolge mit einer Entspannungsübung am Boden. Reibe beide Handflächen fest aneinander, um deutlich spürbare Wärme zu erzeugen. Lege sie anschließend links und rechts vom Bauchnabel auf deinen Bauch auf.

ABFOLGE ZUR ENTSPANNUNG

Gut bei Ärger oder Stress, um sich auf ein wichtiges Ereignis vorzubereiten oder gut zu schlafen (vor dem Abendessen durchführen). Die Abfolge wirkt beruhigend und hat einen positiven Effekt auf die Stimmung.

AUGENÜBUNG

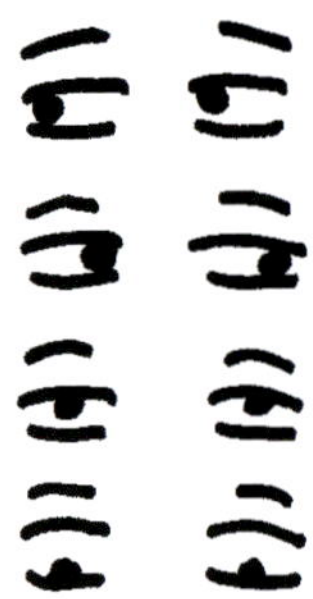

Lege dich auf den Boden, ohne den Kopf zu bewegen. Bewege die Augäpfel jeweils fünfmal von oben nach unten, von rechts nach links und im Anschluss jeweils fünfmal entlang der beiden Diagonalen.

Schließe deine Augen einige Sekunden, um sie zu entspannen. Öffne sie wieder und rolle die Augäpfel fünfmal im Uhrzeigersinn. Entspanne deine Augen und beginne erneut, diesmal in entgegengesetzer Richtung. Schließe die Augen wieder und entspanne sie.

HALSÜBUNG

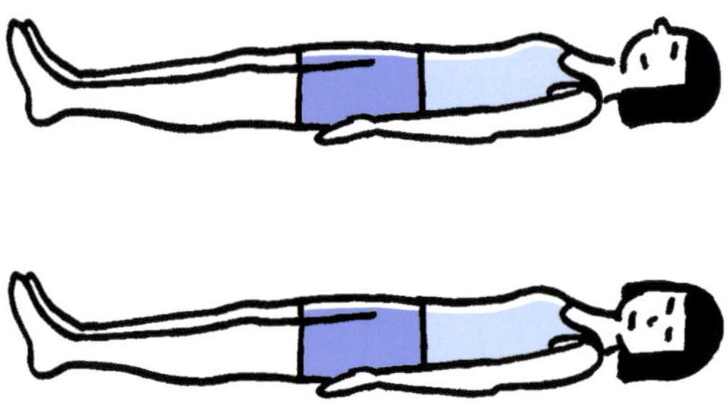

Lege dich auf den Rücken.

Atme aus. Drehe den Kopf nach rechts und lege dein rechtes Ohr einige Sekunden auf den Boden. Deine Lunge ist geleert.

Atme ein. Drehe deinen Kopf wieder zurück zur Mitte und verharre einige Sekunden in dieser Position mit gefüllter Lunge. Seite wechseln und so weiter.

Wiederhole die Übung mindestens fünfmal und genieße die Kopfmassage beim Kontakt mit dem Boden.

DIE KERZE

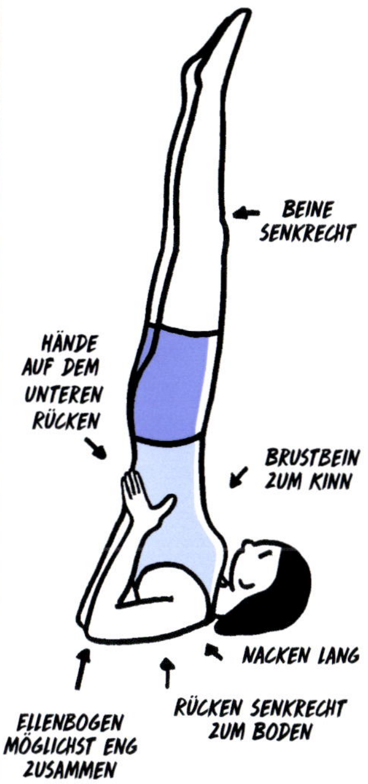
BEINE SENKRECHT
HÄNDE AUF DEM UNTEREN RÜCKEN
BRUSTBEIN ZUM KINN
NACKEN LANG
ELLENBOGEN MÖGLICHST ENG ZUSAMMEN
RÜCKEN SENKRECHT ZUM BODEN

SIEHE S. 24

DER PFLUG

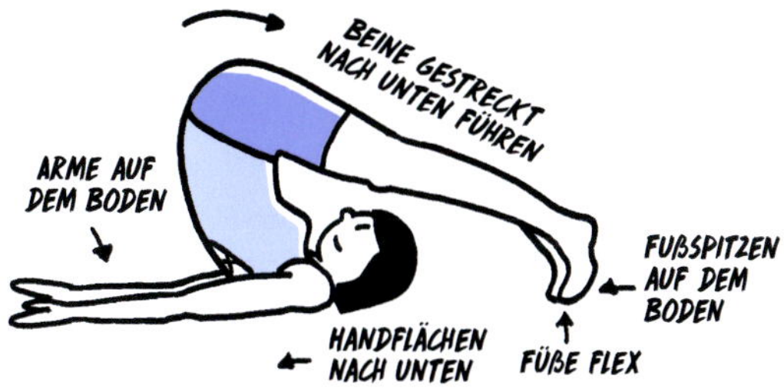
BEINE GESTRECKT NACH UNTEN FÜHREN
ARME AUF DEM BODEN
FUßSPITZEN AUF DEM BODEN
HANDFLÄCHEN NACH UNTEN
FÜßE FLEX

SIEHE S. 28

DER FISCH

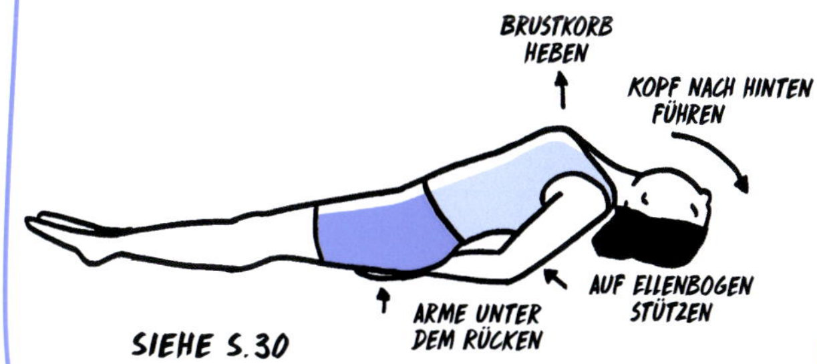

SIEHE S. 30

DER SCHNEIDERSITZ

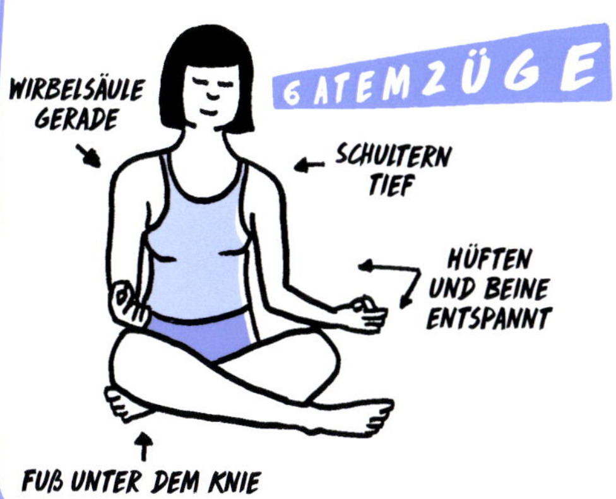
6 ATEMZÜGE
WIRBELSÄULE GERADE
SCHULTERN TIEF
HÜFTEN UND BEINE ENTSPANNT
FUß UNTER DEM KNIE

Setze dich auf den Boden. Die Beine sind nach vorne gestreckt, die Hände liegen links und rechts neben den Hüften.

Die Wirbelsäule ist gerade, der Nacken lang und die Schultern sind tief.

Ziehe das linke Bein zum Körper, das Knie liegt am Boden. Ziehe nun auch das rechte Bein heran und lege das linke Schienbein über das rechte. Entspanne Beine und Hüften und lasse die Knie sanft zur Seite sinken. Du kannst dich auf den vorderen Teil eines kleinen Kissens setzen.

Verharre mindestens sechs Atemzüge lang in dieser Position und wechsle die Seiten.

NACKENÜBUNGEN

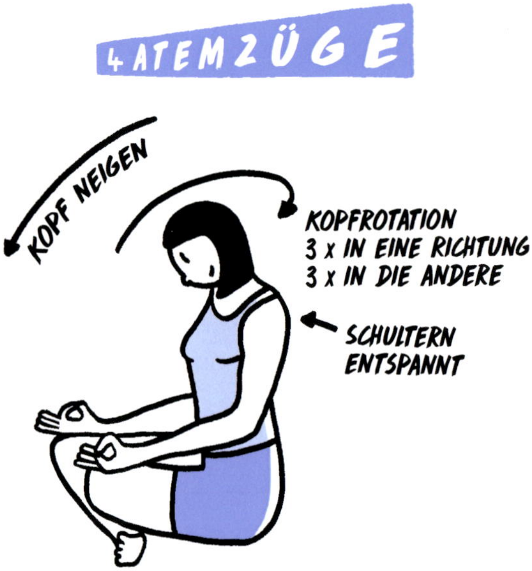

Für diese Übungen kannst du in der vorherigen Position bleiben (Schneidersitz).

Beuge den Kopf sanft nach vorne und verharre vier Atemzüge in dieser Position. Spüre in den Halsansatz hinein. Die Schultern sind entspannt.

Kreise mit dem Kopf dreimal in eine Richtung, dreimal in die andere.

DER DREHSITZ

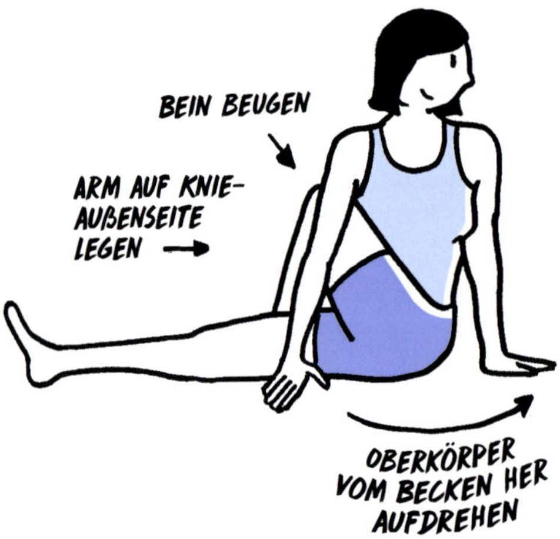

SIEHE S. 20

DIE VORWÄRTSBEUGE AUS DEM STAND

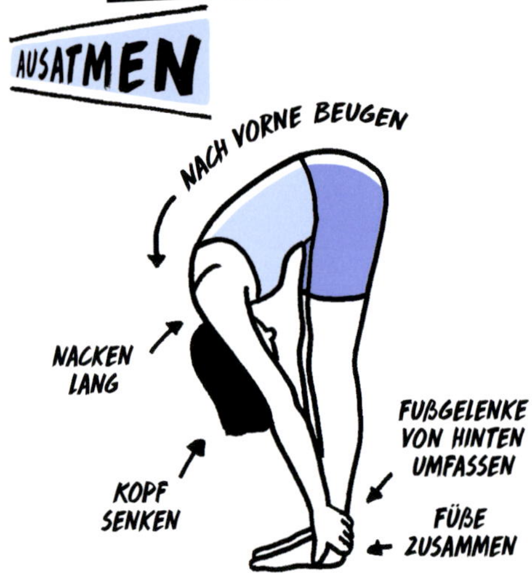

SIEHE S. 16

DER BAUM

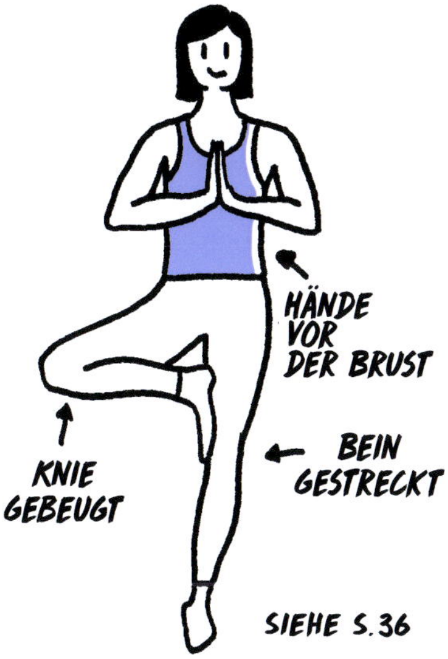

SIEHE S. 36

WECHSELATMUNG

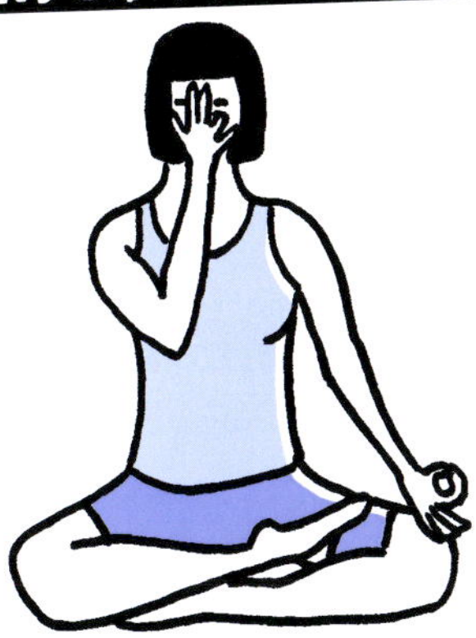

Sitze im Schneidersitz auf dem Boden. Führe die Wechselatmung durch (siehe S. 42). Versuche, die Ausatmungsphase allmählich zu verlängern, bis sie doppelt so lang ist wie die Einatmungsphase. Die Phasen der Atempause mit gefüllter Lunge werden sich mit der Zeit ganz von selbst verlängern.

PALMING

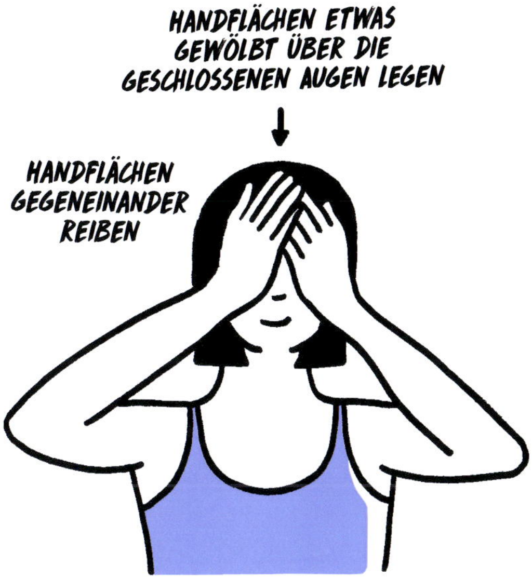

Die Augen sind der sichtbare Teil des Gehirns. Diese Übung dient dazu, die Augen zu entspannen, und hat eine positive Wirkung auf das Nervensystem.

Setze dich im Schneidersitz, reibe die Handflächen fest aneinander, um spürbare Wärme zu erzeugen.

Lege anschließend die Handflächen auf die geschlossenen Augen. Die Hände sind dabei etwas gewölbt, um die Augäpfel nicht zu berühren. Platziere die Hände so, dass sie den Augenbereich verdunkeln. Verharre einige Minuten in dieser Haltung und stelle dir dabei vor, dass du die beruhigende Energie deiner Hände durch die Augen aufnimmst und sie sich in der Mitte deines Kopfes sammelt.

Beende die Abfolge mit der gleichen Entspannungsübung, mit der du begonnen hast.

Erstmals erschienen 2017 unter dem Titel „Yoga zéro Blabla“ bei
Éditions Marabout (Hachette Livre).

Copress Verlag in der
Stiebner Verlag GmbH
www.copress.de

Übersetzung aus dem Französischen: Mireille Schauwecker
Redaktion: Julia Niehaus, lektorat plus, Berlin
Satz: Dirk Brauns, Berlin

Bibliografische Information der Deutschen Nationalbibliothek
Die Deutsche Nationalbibliothek verzeichnet diese Publikation in der Deutschen Nationalbibliografie; detaillierte bibliografische Daten sind im Internet über http://dnb.dnb.de abrufbar.

ISBN 978-3-7679-1222-9

Printed in Germany